腎臓病は運動でよくなる！

東北大学が考案した
最強の「腎臓リハビリ」

東北大学大学院
医学系研究科教授・
腎臓専門医
上月正博

ビタミン文庫
マキノ出版

はじめに

近年、**「慢性腎臓病」**（Chronic Kidney Disease　**略称はCKD**）の治療が大きく変わりつつあります。

慢性腎臓病とは、腎臓の障害が慢性的に続いている状態で、**患者数は国内に1330万人**といわれています。糖尿病の有病者数が約1000万人ですから、慢性腎臓病は糖尿病よりも患者数が多く、なんと**成人の8人に1人**がこの病と考えられます。

慢性腎臓病は、私たちにとって極めて身近であり、まさに〝国民病〟といってもいい病気となっています。

かつて、腎臓病は、「不治の病」や「最終的に命を落とす病」とみなされていました。そうした認識があったからこそ、腎機能の低下を指摘されたり、慢性腎臓病の診断を下されたりすれば、それは、ショッキングな出来事ともなったのです。

しかし、そのような従来の見方が変わってきました。

慢性腎臓病は、**「改善できる病気」もしくは「進行を抑制できる病気」**になってきているのです。

その背景に、この病気に関する研究の進展があります。腎臓病の治療自体が大きく変わってきました。そして、その変わりつつある治療法の中でも、注目を集めているものがあります。

それが、本書でご紹介する**「東北大学式・腎臓リハビリテーション」**です。


かつて、腎臓病の患者さんは、「安静第一」が治療の原則でした。

なぜなら、運動をすると、腎臓病の患者さんにとって害になるタンパク尿が出ることがわかっていたからです。また、マラソンなどの激しい運動後に、腎機能が悪化したという報告もありました。

こうして、運動は慢性腎臓病を悪化させる要因としてみなされ、診療の指標となる腎臓病に関するガイドラインでも、「運動制限」が設けられていたのです。

ところが、**安静第一や運動制限という従来の常識は正しくない**ことがわかってきました。

20年以上も前のことになります。私は、慢性腎臓病の研究を続ける中で、安静第一という常識が本当に正しいのかどうか、疑問を抱くようになったのです。

私たちの行った実験では、「運動は慢性腎臓病を改善する」という結果を示していたからです（詳細は本文で紹介します）。

その当時は、誰もが安静第一を信じていましたから、私たちの研究成果はなかなか認められませんでした。

しかし、研究を続けるうち、私たちの研究はしだいに世界的にも認知されるようになりました。21世紀に入ると、まずアメリカで、慢性腎臓病に対する運動療法の健康効果が公式に認められました。

運動がいけない理由とされたタンパク尿は、実は一過性のものであることも明らかになりました。

今では、長期的に見ると、軽度から中程度の運動が慢性腎臓病の患者さんに、弊害よりむしろ、着実な健康効果をもたらすことが判明しています。

「運動制限」から「運動推奨」へ――。

いわば、コペルニクス的な転換が起こったのです。

本文で詳しくお話ししますが、その発見はまず動物実験で確かめられ、しだいに臨床の場でも多くの証拠が集められつつあります。

また、腎臓リハビリテーションに関する診療報酬も拡大しています。それは、つまり、私たちの提案している腎臓リハビリテーションが、**治療として公的に評価されるようになった**ということにほかなりません。

東北大学式・腎臓リハビリテーションは、この20年余りの研究の成果のうえに構築された、**慢性腎臓病の患者さんのための、日本初の改善プログラム**です。

このリハビリテーションを行うことによって、悪化した腎機能を改善したり、慢性腎臓病の進行を抑制したりすることが可能になってきました。

また、透析に至っていない保存期の患者さんだけでなく、人工透析（腎臓の機能を人工的に代替する治療）をしている患者さんにとっても、腎臓リハビリテーションがよい影響を及ぼすことが明らかとなっています。

本書では、私たちが患者さんに実際にお勧めして成果を上げている、東北大学式・腎臓リハビリテーションについて詳しく解説し、その方法をご紹介します。

食事や生活の改善と並んで、適切な運動をセルフケアの１つとして行うことで、慢性腎臓病の改善のために大きな力となるはずです。

「腎臓リハビリテーションをしていなかったら、今の私はありません」と語るのは、大沼明《おおぬまあきら》さん（86歳）です。

大沼さんは30代半ばから、糖尿病を患っていました。食前血糖値は、１８０mg／dℓ台（基準値は１１０mg／dℓ未満）。仕事の忙しさに追われ、病気を放置していたところ、71歳のときに心筋梗塞《しんきんこうそく》（心臓の血管が詰まる病気）で倒れてしまったのです。

この時点で、腎臓がかなり悪くなっていることも判明。糖尿病の悪化による糖尿《とうにょう》病性腎症《びょうせいじんしょう》でした。２００６年から人工透析が始まり、以来、10年以上にわたって透析治療を続けています。

大沼さんは、東北大学の私たちの教室と連携して、腎臓リハビリテーションに力を入れている病院の患者さんの１人です。

そんな大沼さんの心身を支えているものが、腎臓リハビリテーションです。

透析を始めてからは、透析の時間中に、**「腎臓リハビリ運動」**（第3章で後述）の1つとして、ベッドの上で行うペダルこぎ（エルゴメータ）を続けています。

透析日以外には、「腎臓リハビリ運動」の代表であるウオーキングを心がけており、買い物などには、必ず歩いて出かけるとのこと。その行き帰りで、40分程度歩くことになります。

そして自宅では、**「腎臓リハビリ筋トレ」**（第3章で後述）を1日20分程度行います。

透析を続けていると、しだいに体力が弱り、車椅子に頼るようになる人も少なくありませんが、大沼さんは、すでに10年以上も人工透析を続けていても、元気そのものです。

かつて10％を超えていたヘモグロビンA1c（過去1～2カ月の血糖状態がわかる数値。糖尿病の基準値は6・5％以上）は、現在、6・6％まで降下。

血圧も以前よりも下がり、最大血圧が130㎜Hg台、最小血圧が70㎜Hg台で落ち着いています（高血圧は最大血圧が140㎜Hg以上、または最小血圧が90㎜Hg以上）。

腎機能が低下した頃に目立っていたむくみも、腎臓リハビリテーションによって解消できました。

ほかにも、次のような事例があります。

「腎機能が低下して人工透析も危ぶまれたが、腎臓リハビリテーションによって、腎機能値がアップ。透析の心配がいらない数値まで回復しました」（69歳・男性）

「若い頃から腎臓病が持病でしたが、腎臓リハビリテーションを始めたら、何十年と続いた尿タンパクが基準値に。透析の不安がなくなりました」（71歳・女性）

「糖尿病の悪化から、糖尿病性腎症、そして透析になりました。しかし、現在は血糖値・血圧ともに基準値以下に下がって安定。透析で疲れきってしまう人たちを多く見てきましたが、今、私が毎日元気で暮らせるのは、腎臓リハビリテーションのおかげです」（65歳・男性）

「遺伝性の疾患《しっかん》により、40代から透析になりました。以来25年が経つものの、今では腎臓リハビリテーションを続けているので、透析の病院へは自転車で通院するほど元気です。降圧剤の量も減りました」（70歳・男性）

本書を手に取ったかたの中には、健康診断などで腎機能の低下を指摘されて、ショックを受けている人もいらっしゃるでしょう。「慢性腎臓病」と診断されたかたなら、なおさらです。

「自分の人生はこれから、いったいどうなるのだろう？」

そんな不安や心配を抱いているかたも多いと思います。

前述した事例にもあるように、腎機能の低下がまだ深刻でない状態なら、腎臓リハビリテーションをうまく治療と組み合わせることで、**じゅうぶんに治せるチャンスが出てきます。**

また、透析をしている患者さんの例を見てもわかるように、たとえ腎機能が改善しない状態まで悪化しているケースでも、腎臓病と共存しながら元気に長生きできるのです。

本書は、次のようなかたにお勧めしたいと考えています。

- 慢性腎臓病の原因となる、高血圧や糖尿病などの生活習慣病があるかた

・健康診断で、腎機能の低下やタンパク尿を指摘されたかた
・「このままでは透析になりますよ」と医師にいわれたかた
・現在、人工透析を行っているが、できるだけいい状態をキープしたいかた
・腎臓病を患うご家族がいらっしゃるかた

しかも、このリハビリテーションという療法は、そもそも**「ローリスク・ローコスト・ハイリターン」**です。

つまり、副作用などの危険が少なく、お金もかからず、続けると大きな効果が期待できるのです。

「腎臓リハビリテーションの効能を真っ先に知りたい」というかたは第2章から、「さっそく、やり方を確認したい」というかたは第3章から、お読みいただいてもかまいません。

もちろん、慢性腎臓病の基礎的な解説から、検査やステージまできちんと知りたいかたは、第1章からおつきあいいただければ幸いです。

では、皆さん、始めましょう！

2018年12月

東北大学大学院医学系研究科教授・腎臓専門医　上月正博《こうづきまさひろ》

腎臓病は運動でよくなる！

目次

第1章
慢性腎臓病とはどんな病気か

第2章

腎臓リハビリテーションの効果

第3章 腎臓リハビリテーションのやり方

第4章

腎機能をアップさせる生活Q&A

第5章

腎臓リハビリテーションを実践した人の声

ブックデザイン　佐々木恵里（BUXUS）
イラスト　あべゆきこ、株式会社コヨミイ
構成　速水千秋
編集　河村伸治（マキノ出版）

第1章

慢性腎臓病とは
どんな病気か

患者数が1300万人を超えると判明！

「運動制限から運動推奨へ」という慢性腎臓病の治療法における大きな変化についてふれる前に、そもそも慢性腎臓病とはどんな病気かを知っておきましょう。

まずは、病名についてです。

慢性腎臓病という病名は、21世紀に入ってから生まれた新しい名称です。慢性腎臓病は、英語のChronic Kidney Diseaseの日本語訳です。（しばしば、略称のＣＫＤが使われます）。

皆さんは、ひょっとすると、そのなじみやすい名前の響きから、「慢性腎臓病は昔からある病気」とお考えかもしれませんが、実は、そうではありません。20世紀には、この名前を有する病気はありませんでした。

腎臓病の治療が変わりつつありますが、この新しい名前がつけられたことも、その変化の一端なのです。

20世紀には慢性腎臓病がなかったとすれば、今、慢性腎臓病とされている病気はどこからやってきたのでしょうか。

腎臓病にはさまざまな種類があり、それぞれ、単独の病気として治療が行われていました。それが、21世紀に入ってから、多くの種類の腎臓病をひとまとめに扱うことがアメリカで提唱されました。2002年のことです。

その提案が、世界各国で受け入れられるようになったのです。日本も例外ではありませんでした。

つまり、**これまでバラバラの病気として個別に扱われてきた腎臓病を、包括して1つにまとめたものが、慢性腎臓病**なのです。

むろん、このような考え方の変更が行われたのは、理由があってのことです。以前は、多様な腎臓病をそれぞれ、腎臓専門医が扱っていました。腎臓専門医以外には、わかりにくい腎臓病も多かったのです。

こうした状況では、一般の医師が腎機能の低下を見落としやすく、その結果、患者さんの病状の悪化を招いたり、死亡リスクを高めたりするケースが見られました。

多くの種類がある腎臓病を個別に扱っていたのでは、多くの患者さんの命を救いきれないことがはっきりしてきたのです。

そこで、多様な腎臓病にわかりやすい指標を設けて、1つの「症候群《しょうこうぐん》」として包括的にとらえ、治療の対象とするようになったというわけです。

「慢性腎臓病」という病名は、腎臓専門医のためではなく、一般の内科医や、患者さんのためにつくられた病名なのです。

こうして多くの腎臓の病気がまとめられた結果として、日本には、糖尿病の有病患者数である1000万人よりも300万人以上も多い、1330万人もの慢性腎臓病の患者がいることも明らかになりました。

新しい病名で包括的にまとめられなければ、きっと患者数がこれほど多いとはわからなかったでしょう。

いいかえれば、総計することで、この病気が私たちに多大な健康被害を及ぼしていることがはっきり見えてきたのです。

慢性腎臓病の診断には、**「タンパク尿や血尿、画像診断などの結果から、腎障害があると判断される」「腎機能が低下している」**といった状態が3カ月以上続く、という基準が設けられました。

これも、明確な基準を設けることにより、この重大な疾患《しっかん》の早期発見・早期治療

慢性腎臓病の診断基準

1 タンパク尿や血尿、
画像診断などの結果から、
腎障害があると判断される

2 腎機能が低下している。
糸球体ろ過量（44〜47ページ）が
60mℓ／分／1.73㎡未満

**❶❷のいずれか、もしくは
両方が3カ月以上続く**

（日本腎臓学会「CKD診療ガイド2012」より）

を、以前よりもスムーズに進めようという意図です。

私たちが提唱している「東北大学式・腎臓リハビリテーション」も、この1つにまとめられた慢性腎臓病に対応する、新しい療法であることはいうまでもありません。

腎臓の構造と役割

では、腎臓の働きについて、基本的なことを確認しておきましょう。

腎臓は、腰のあたりに左右対称に2つあります。形はそら豆に似ており、重さは1つ120〜160g。大きさは握りこぶしぐらいです。

腎臓の最も大きな役割は、尿をつくることです。

腎臓には、心臓から送り出される血液の約4分の1が流れ込みます。内部には「糸《し》球体《きゅうたい》」と呼ばれるろ過器がたくさんあり、腎臓に流れ込んだ血液は、ドリップコーヒーのフィルターのような役目を果たす糸球体によって、ろ過されます。

ろ過されたものが、「原尿（尿の元）」で、1日に約150ℓがつくり出されます。この原尿には、不要な老廃物以外に、体にまだ必要なものが含まれています。この原尿

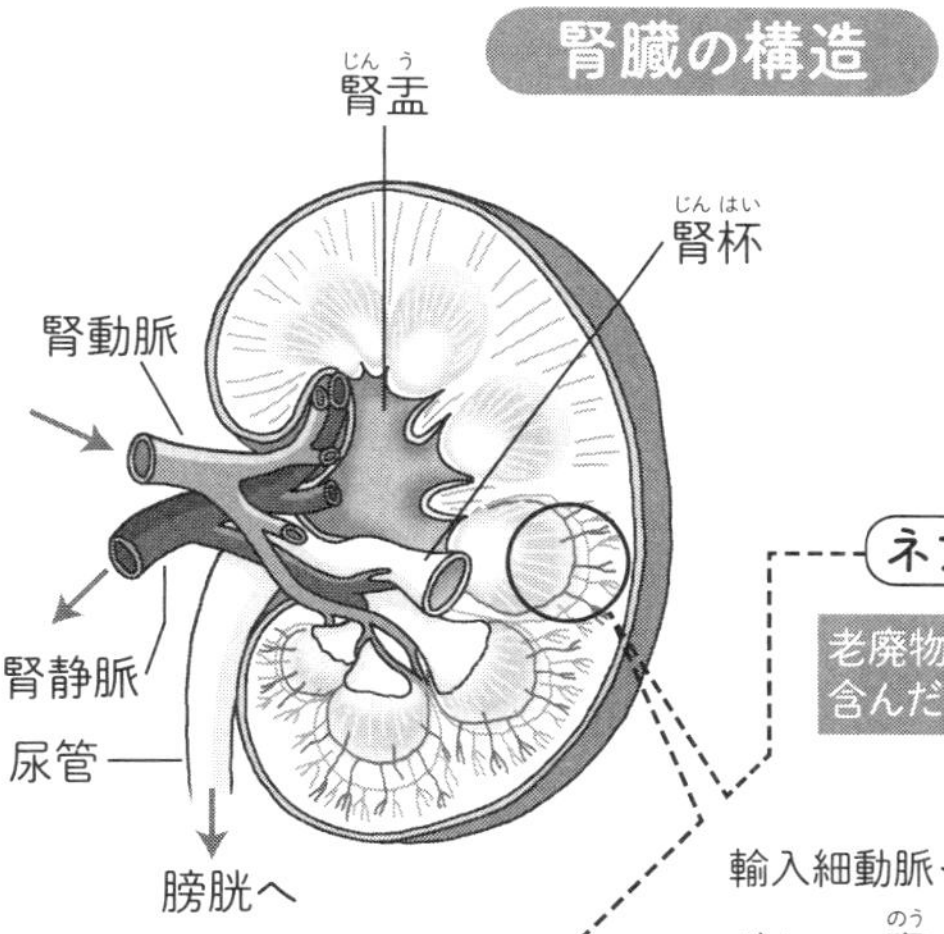

腎臓の構造
腎盂《じんう》
腎杯《じんはい》
腎動脈
腎静脈
尿管
膀胱へ

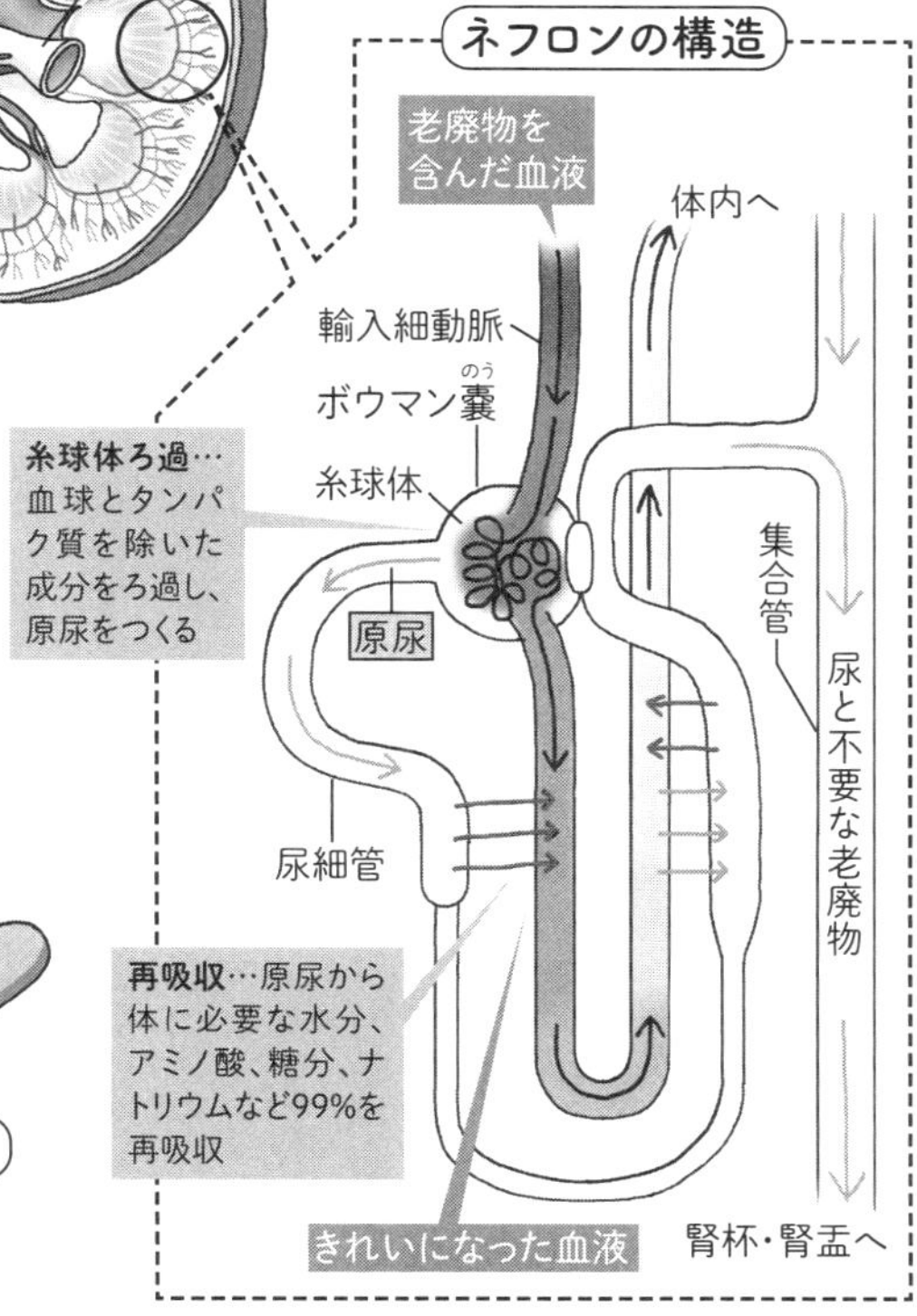

ネフロンの構造
老廃物を
含んだ血液
体内へ
輸入細動脈
ボウマン嚢《のう》
糸球体
糸球体ろ過…
血球とタンパ
ク質を除いた
成分をろ過し、
原尿をつくる
原尿
集合管
尿と不要な老廃物
尿細管
再吸収…原尿から
体に必要な水分、
アミノ酸、糖分、ナ
トリウムなど99%を
再吸収
きれいになった血液
腎杯・腎盂へ

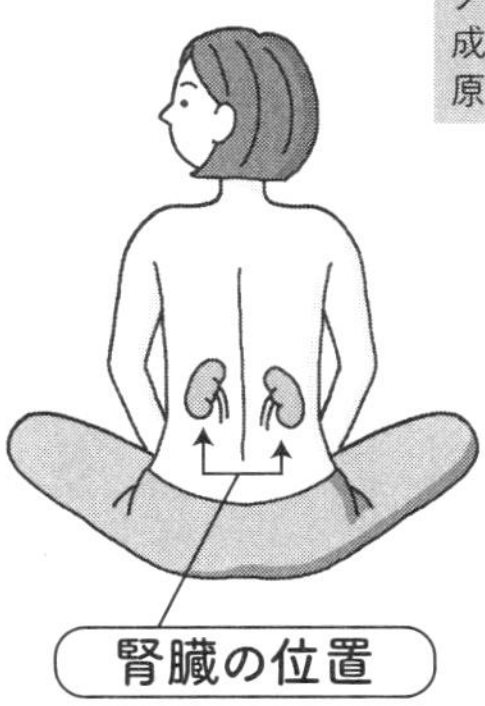

腎臓の位置

中にある、体に必要な物質は「尿細管《にょうさいかん》」という細長い管を通る間に、もう1度取り込まれて血液に戻されます。

残りの老廃物が尿となって尿管から膀胱《ぼうこう》へ行き、排尿されます。

糸球体と尿細管を合わせたものが、「ネフロン」と呼ばれます。1個の正常な腎臓には約100万個のネフロンがあります。

つまり、**腎機能が低下するということは、健康なネフロンが減り、体内環境を調整する働きがじゅうぶんにできなくなること**を意味します。

腎臓の働きは、ほかにもたくさんあります。

- 血圧をコントロールする
- 体液やイオンバランスを調整する
- 造血ホルモン（エリスロポエチン）を分泌し、骨髄《こつずい》での赤血球の産生を促す
- ビタミンDを活性化し、カルシウムの吸収を促し、骨を丈夫にする

このように腎臓は多彩な働きをしているため、腎機能が低下すると、体内に老廃物

や水分がたまるだけでなく、数々の不具合が起こります。

例えば、なんらかの原因で、ろ過器である糸球体が傷むと、尿にタンパクが出てきます。これが「タンパク尿」です。

タンパク尿は、糸球体に障害が起こっていることを示唆《しさ》する大事な所見です。慢性腎臓病の診断基準の1つにもなっています。

ほかにも、赤血球がつくられずに貧血で体がだるくなったり、ビタミンDが活性化されずに骨がもろくなったりするなど、さまざまな問題が起こります。

慢性腎臓病はなぜ怖いのか——①自覚症状がない

慢性腎臓病は、進行性の病気です。

病気がしだいに進行し、腎臓の機能が低下すればするほど、働くネフロンの数が減っていきます。すると、残っているネフロンにかかる負担が増大します。

少ないネフロンで同じ働きをしようとする結果、傷んだネフロンの働きがさらに悪くなる……こうして、症状が悪化していくことになります。

しかも、慢性腎臓病は、**よほど病状が悪化しない限り、自覚症状がありません。**

腎臓は非常に我慢強い臓器であるため、負担がかかっていても、がんばってこらえてしまい、機能低下の兆候が現れにくいのです。

それだけに、検診を受けずにいると、機能低下にまったく気づかないこともじゅうぶんありえます。

これこそ、慢性腎臓病の怖いところです。

知らぬ間に病状が進行し、その後、夜間頻尿《ひんにょう》やむくみ、疲労感、だるさ、吐き気、食欲不振、頭痛などといった自覚症状が出てきます。

しかし、そうした症状がはっきり出てくる頃には、たいてい、慢性腎臓病は進行しているのです。

ちなみに、腎臓の機能が低下して、正常に働かなくなった状態のことを**「腎不全《じんふぜん》」**といいます。

腎不全には、**「急性腎不全」**と**「慢性腎不全」**の2種類があります。

急性腎不全では、腎機能が急激に（1日以内から数週間のうちに）低下します。脱水やショック状態、薬剤などがその原因です。この急性腎不全は、適切な治療によって腎機能が回復する可能性があります。

一方の慢性腎不全は、数カ月から数十年かけて、腎機能が徐々に悪くなるものです。慢性腎臓病が進行したときに行き着くのが、この慢性腎不全です。

慢性腎不全になると、腎機能の回復は見込めません。腎機能の低下がさらに進行し、多くが慢性腎不全の最終段階である**「末期腎不全」**へと進行します。

末期腎不全になると、満足した日常生活が送れなくなるだけでなく、生命の危険も生じます。

そのため、極端に機能が低下した腎臓の代わりとなる治療が必要となります。その1つが透析療法であり、もう1つの方法が腎移植です（詳細は後述）。

この末期腎不全が、全世界的に増え続けているといわれています。

日本でも、末期腎不全となり、人工透析（透析療法の1つで、腎臓の機能を人工的に代替する治療）を受けている患者数が右肩上がりに増えてきました。**2011年には30万人を超え、2017年には33万人を超えています。**

透析患者さんがここまで増えた理由に、この病気の見つけにくさが関連していることは間違いありません。

慢性腎臓病はなぜ怖いのか——②生活習慣病との関連

不健全な生活習慣、例えば、いわゆる「メタボ」の元凶となる食習慣や運動不足、喫煙などは、高血圧、糖尿病、脂質異常症といった生活習慣病を引き起こします。

これらは、慢性腎臓病とも深く関わり合っています。

もともと腎臓には、常に多量の血液が流れ込んでいます。そのため、**腎臓は血液や血管の状態に影響を受けやすい臓器**なのです。

血管や血流に障害をきたす病気があると、その影響で、腎臓の血管が障害され、慢性腎臓病を発症します。

こうして起こる慢性腎臓病の代表として、糖尿病によって起こる**「糖《とう》尿《にょう》病《びょう》性《せい》腎《じん》症《しょう》」**と、高血圧や脂質異常症によって起こる**「腎《じん》硬《こう》化《か》症《しょう》」**があります。

●糖尿病性腎症

糖尿病は、高血糖状態が続く病気です。慢性的な高血糖状態は、全身の血管にダ

慢性腎臓病と生活習慣病の関係

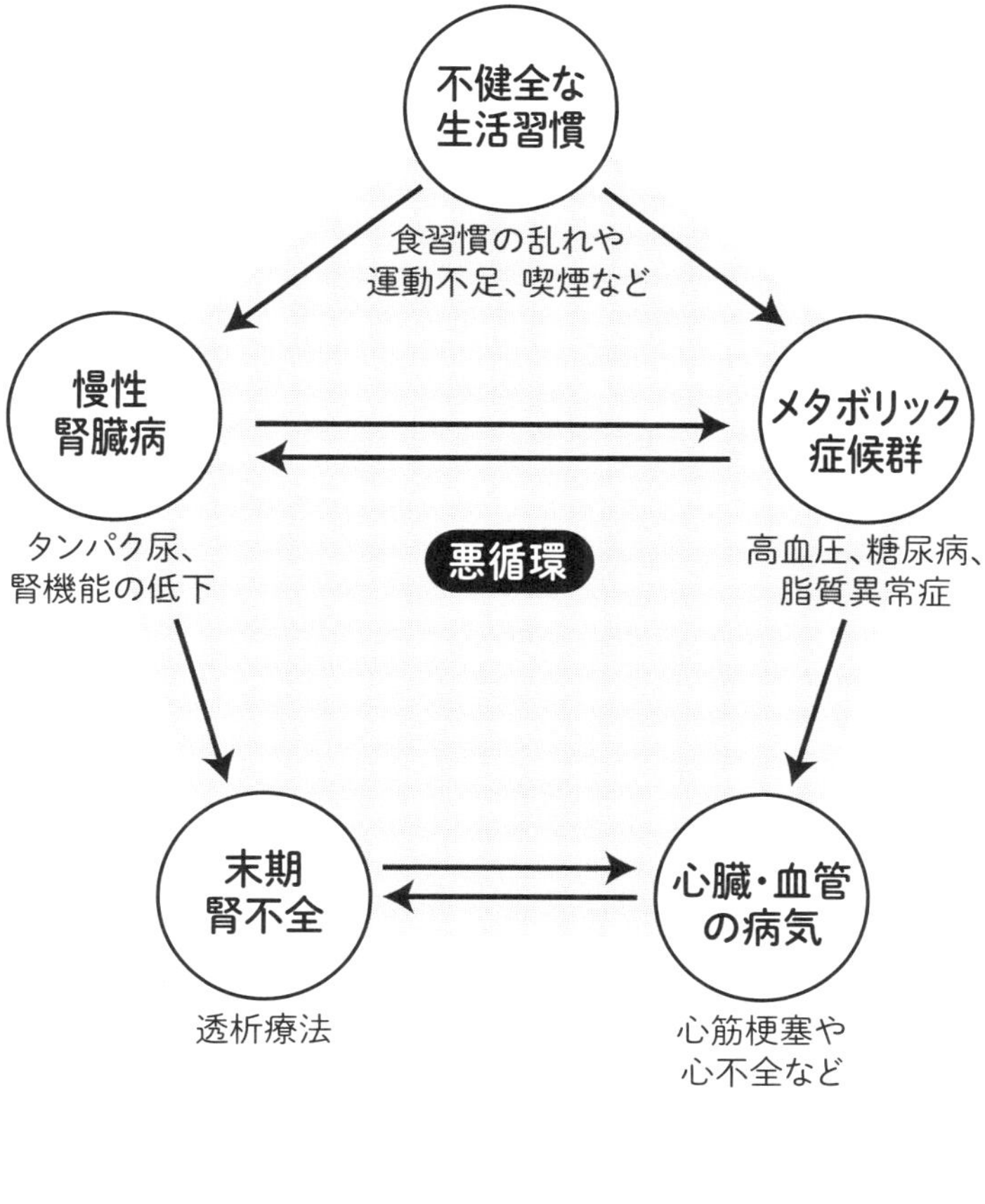

メージを与えます。

前述したとおり、腎臓は糸球体という細い血管の集合体ですから、長い間、高血糖状態が続くと、糸球体の血管の壁が障害され、通常はろ過されないタンパク質が尿中に漏れ出してきます。

こうして腎臓の機能が徐々に低下し、糖尿病性腎症を発症します。

●腎硬化症

腎硬化症は、高血圧や脂質異常症によって起こる動脈硬化（動脈が硬くなった状態）によって、腎臓の細い血管や糸球体が硬くなり、血液をうまくろ過できなくなる疾患です。

慢性腎臓病が進行して透析に至る人を原因疾患別に分類すると、1位から3位までは次のとおりです。

・1位　糖尿病性腎症　42・5％
・2位　慢性糸球体腎炎《まんせいしきゅうたいじんえん》（後述）　16・3％
・3位　腎硬化症　14・7％

（日本透析医学会「わが国の慢性透析療法の現況（２０１７年）」より。文献１）

つまり、糖尿病と高血圧の２つの原因疾患を合わせると、透析になるかたの6割近くに達します。

このようなデータからも、生活習慣病が慢性腎臓病と密接に関連していることがわかります。

そのうえ加齢も、腎機能低下の有力な要因の１つです。年をとるにつれて、腎機能の低下という加齢的な変化が自然に起こってくるのです。

超高齢化社会が進み、高齢者が増えれば増えるほど、腎機能の弱った人たちが増えていくことになります。

その意味で、慢性腎臓病は、誰もがかかるリスクのある病気といえるのです。

慢性腎臓病はなぜ怖いのか――③心血管疾患を招く

生活習慣病と慢性腎臓病という２つの重大な疾患は、悪い生活習慣によって共に悪化し、足を引っ張り合うように互いを悪くしていく関係にあります。

例えば、内臓脂肪の増加と高血圧、脂質異常症によって、動脈硬化が進めば、腎臓の糸球体の血管が傷みます。その結果、腎硬化症が起こります。

腎硬化症が悪くなると、今度はそれが、さらなる動脈硬化を引き起こし、高血圧を悪化させる要因となります。

つまり、**高血圧の結果として腎硬化症が起こりますが、腎硬化症がまた、高血圧の原因ともなる**というわけです。

こうして生じる悪循環によって、慢性腎臓病はどんどん進行していきます。そして、それはそのまま、死亡リスクを高めることにもつながるのです。

以前から、腎臓と心臓の間には、生命維持のために密接な関係があることはよく知られていました。

その後、多くの疫学《えきがく》研究や臨床研究から、慢性腎臓病と心血管疾患《しんけつかんしっかん》とは相互に悪影響を及ぼし合っていることがわかってきました。

この両者の関係は**「心腎連関《しんじんれんかん》（相関）」**と呼ばれ、最近、特に重要視されるようになってきています。

腎機能が低下すると、それが心筋梗塞《しんきんこうそく》（心臓の血管が詰まる病気）や脳卒中《のうそっちゅう》といった心血管疾患の大きな危険因子となることが判明しているのです。

慢性腎臓病が進行すると、加速度的に心血管疾患の発症が増えます。**末期腎不全に至ると、その死亡率は、腎臓病の悪化によるものより、心筋梗塞や脳卒中のほうがはるかに高くなる**のです。

さまざまな腎臓病の種類

慢性腎臓病を引き起こす危険因子として、ほかには腎臓自体の病気があります。一般に「腎炎」と呼ばれている病気は、正しくは**「糸球体腎炎」**といいます。糸球体に炎症が起こり、腎臓のろ過機能が低下する病気で、急性と慢性があります。

急性の場合、多くは治療によって腎臓の機能が元に戻ります。

一方、慢性の腎炎が、人工透析の原因疾患の第2位にもなっている**「慢性糸球体腎炎」**です。ただし、これは1つの病気ではなく、糸球体に慢性的な炎症が起こる病気の総称です。

代表的な病気としては、「ＩｇＡ腎症」「膜性腎症」「巣状《そうじょう》糸球体硬化症」「膜性増殖性糸球体腎炎」「慢性間質性《かんしつせい》腎炎」などがあります。

それぞれ、簡単に解説しましょう。

●ＩｇＡ腎症

糸球体の毛細血管に囲まれた部位に炎症が生じ、腎機能が低下して起こります。慢性糸球体腎炎の中では最も多い病気です。

●膜性腎症

タンパク尿が主な症状で、ときにネフローゼ症候群（後述）として現れることの多い腎炎です。

●巣状糸球体硬化症

糸球体の一部が硬くなり、比較的に短い経過で腎不全に陥りやすい腎臓病です。

●膜性増殖性糸球体腎炎

糸球体の毛細血管の壁が厚くなり、腎臓の働きが低下する病気です。まれですが、腎不全に進行しやすいとされています。

●慢性間質性腎炎

糸球体の周囲の間質に炎症が起こる病気です。

このほか、慢性腎臓病を引き起こす疾患として、遺伝性疾患の「多発性嚢胞腎《のうほうじん》」や、症候群として「ネフローゼ症候群」があります。

●多発性嚢胞腎

両側の腎臓に嚢胞（液体の詰まった袋）ができ、それらが年齢とともに増えて大きくなっていく遺伝性の病気です。

●ネフローゼ症候群

ネフローゼ症候群は正確には病名ではありません。糸球体の異常によって、大量のタンパクが尿中に出て、血液中のタンパク質（アルブミン）が減少する症状をまとめたものです。

また、近年注目されているのが、薬物によって慢性腎臓病が引き起こされるケースです。**消炎鎮痛剤や抗生物質などを長期間服用することによって、腎臓の血流が停滞し、腎機能の低下が引き起こされることがある**のです。

体のためによかれと思って飲んでいる薬が、実は、腎臓の負担となっていることがあるので注意が必要です。

早期発見・早期治療のポイント

慢性腎臓病は、ほとんど自覚症状がないものの、もちろん早期発見・早期治療が最も理想的です。

異常に早く気づくに越したことはありません。そこで、あくまでも目安ですが、チェックできるポイントを挙げておきましょう。

- 毎回、尿が泡立ち、その泡がなかなか消えない（タンパク尿が出ている）
- 尿の色が茶色っぽかったり、コーラのような色だったり、ワインのように赤茶色っぽかったりする（血尿が出ている）

・水分をたくさんとった覚えがないのに、何度もトイレに行きたくなる（1日10回以上）
・夜間頻尿で、寝ているときに尿意で何度も目が覚める
・水分をとっているのに尿の量が極端に少ない（1日400㎖以下）
・指輪や靴がきつくなったと感じる
・起床時にまぶたや顔などがむくむ症状が毎日続く
・いつも疲れやすく、だるい感じがある
・少しの運動で息ぎれするようになった
・貧血や立ちくらみなどが多くなった
・汗をほとんどかかない、汗をかきにくくなった

これらの兆候は、腎機能の低下以外の体調不良などによっても起こることがしばしばあります。そのため、あくまでも1つの目安とお考えください。疑わしい兆候があったら、自己判断せずに病院で検査を受けることをお勧めします。

次に、慢性腎臓病の検査についてお話ししましょう。

尿検査でなにがわかる？

腎臓の異常が確認できる検査は、主に**尿検査**と**血液検査**です。

まず、尿検査では、なにがわかるのでしょうか。

健康診断で一般的に行われている尿検査では、被検者の尿を採取してその成分を調べ、タンパク質や血液が混じっていないかをチェックします。

体調によっては、腎機能に異常がなくても、尿にタンパク質や血液が混じることがあります。異常が出たら、間をあけて複数回検査し、その状態が一過性のものであるかどうかを確認する必要があります。

主要な尿検査の項目を挙げましょう。

●尿タンパク

尿中にタンパク質が出ていないかどうかを調べます。

陰性「－」、偽陽性「±」、陽性「＋」で判定します。含まれる量が多いほど＋の数も増え、「＋（1＋）、＋＋（2＋）」などと示されます。

尿タンパクが（＋）以上なら、日を変えて検査し、3カ月以上続くと慢性腎臓病が疑われます。

（－）は正常です。その間の（±）はほぼ正常ですが、経過観察が勧められます。

●尿潜血

尿中に血が混じっていないかを確認します。陰性「－」、偽陽性「±」、陽性「＋」で判定します。

腎臓や尿管、膀胱、尿道から出血していると、陽性「＋」となります。

尿タンパクや尿潜血で陽性「＋」がわかると、「尿沈渣《にょうちんさ》（尿を遠心分離機にかけて調べる検査）」で顕微鏡を使って成分をより詳しく調べます。

そのほかの尿検査として、糖尿病の疑いのある人に行う「尿糖（尿に糖が出ているかどうかを試験紙で調べる検査）」や「微量アルブミン尿（特に糖尿病性腎症の早期発見に役立つ）」といった検査があります。

また、**1日（24時間）の尿をためて正確に尿タンパク量を測定する「蓄尿検査」**という方法もあります。

ちなみに、尿の状態は、尿をしたときの時間帯や体調によって変わります。激しい運動後の尿や、高い熱の出ているとき、あるいは、女性であれば生理中は、尿の状態が通常とは異なります。そうした場合は検査を避けるのが原則です。

一般に、腎臓に病気のある場合は、安静時にも異常を認めることが多いので、学校健診などでは朝一番のいわゆる早朝尿を検査します。それで異常が見つかれば、腎臓病の可能性があるからです。

血液検査でなにがわかる？

次に、血液検査についてもお話ししましょう。

採血して血液成分を調べることで、腎臓の機能や健康状態をチェックできます。腎機能を知るうえで最も重要なのが、**「血清《けっせい》クレアチニン値」**です。クレアチニンは筋肉を使うことで発生する老廃物で、尿以外では体外に排出されません。

クレアチニン値が高い場合、腎機能が低下して体外への排出がうまくいかないため、血液中に多量のクレアチニンがとどまっていると考えます。
クレアチニン値の基準値は、次のとおりです。

- 男性　0・65～1・09mg／dℓ
- 女性　0・46～0・82mg／dℓ

筋肉が多い人ほど上昇するため、女性よりも男性の基準値が高くなっています。クレアチニン値が基準値を超えている場合は、慢性腎臓病が進行していると考えられます。

さらに、**「糸球体ろ過量（GFR）」**の検査でも、腎機能の状態を把握できます。GFRは、糸球体が1分間にどれくらいの血液をろ過し、尿をつくれるかを示す値です。単位はmℓ／分／1・73㎡で表され、健康な人では100前後です。

GFRは慢性腎臓病を診断する指標の1つですが、数値を正確に調べるには、試薬の点滴や蓄尿が必要になります。

しかし、44～47ページの**「推算糸球体ろ過量（eGFR）早見表」**で性別・年齢、

2.3	2.4	2.5	2.6	2.7	2.8	2.9	3.0	3.1	3.2	3.3	3.4	3.5	3.6	3.7	3.8	3.9	4.0
33.3	31.5	30.1	28.9	27.7	26.6	25.6	24.7	23.8	23.0	22.2	21.5	20.9	20.2	19.6	19.1	18.5	18.0
31.0	29.6	28.3	27.1	26.0	25.0	24.0	23.2	22.3	21.6	20.9	20.2	19.6	19.0	18.4	17.9	17.4	16.9
29.4	28.0	26.8	25.7	24.7	23.7	22.8	22.0	21.2	20.5	19.8	19.2	18.6	18.0	17.5	17.0	16.5	16.0
28.1	26.8	25.7	24.6	23.6	22.7	21.8	21.0	20.3	19.6	18.9	18.3	17.8	17.2	16.7	16.2	15.8	15.3
27.1	25.8	24.7	23.7	22.7	21.8	21.0	20.2	19.5	18.9	18.2	17.6	17.1	16.6	16.1	15.6	15.2	14.8
26.2	25.0	23.9	22.9	21.9	21.1	20.3	19.6	18.9	18.2	17.6	17.1	16.5	16.0	15.5	15.1	14.7	14.3
25.4	24.2	23.2	22.2	21.3	20.5	19.7	19.0	18.3	17.7	17.1	16.5	16.0	15.5	15.1	14.7	14.2	13.9
24.7	23.6	22.5	21.6	20.7	19.9	19.2	18.5	17.8	17.2	16.6	16.1	15.6	15.1	14.7	14.3	13.9	13.5
24.1	23.0	22.0	21.1	20.2	19.4	18.7	18.0	17.4	16.8	16.2	15.7	15.2	14.8	14.3	13.9	13.5	13.1
23.5	22.5	21.5	20.6	19.8	19.0	18.3	17.6	17.0	16.4	15.9	15.3	14.9	14.4	14.0	13.6	13.2	12.8
23.0	22.0	21.0	20.2	19.3	18.6	17.9	17.2	16.6	16.1	15.5	15.0	14.6	14.1	13.7	13.3	12.9	12.6
22.6	21.6	20.6	19.8	19.0	18.2	17.5	16.9	16.3	15.7	15.2	14.7	14.3	13.8	13.4	13.0	12.7	12.3
22.2	21.2	20.2	19.4	18.6	17.9	17.2	16.6	16.0	15.5	14.9	14.5	14.0	13.6	13.2	12.8	12.4	12.1
21.8	20.8	19.9	19.1	18.3	17.6	16.9	16.3	15.7	15.2	14.7	14.2	13.8	13.3	13.0	12.6	12.2	11.9

数値の見方は
72歳の男性で
クレアチニン値が3.1の場合、
腎機能(eGFR)は16.3〜16.6で、
ステージG4となる。

※日本腎臓学会の「eGFR男女・年齢別早見表」をもとに作成
※早見表の数値は、あくまで推算値です。確定診断は専門医を受診してください

腎機能（推算糸球体ろ過量＝eGFR）早見表

【男性用】 ※クレアニチン値と年齢、性別で推算
単位：mℓ／分／1.73㎡

クレアチニン値 / 年齢

	0.6	0.7	0.8	0.9	1.0	1.1	1.2	1.3	1.4	1.5	1.6	1.7	1.8	1.9	2.0	2.1	2.2
20	143.6	121.3	104.8	92.1	82.1	74.0	67.3	61.6	56.8	52.7	49.1	46.0	43.2	40.7	38.5	36.5	34.7
25	134.7	113.8	98.3	86.4	77.0	69.4	63.1	57.8	53.3	49.4	46.1	43.1	40.5	38.2	36.1	34.2	32.5
30	127.8	108.0	93.3	82.0	73.1	65.9	59.9	54.9	50.6	46.9	43.7	40.9	38.4	36.2	34.2	32.5	30.9
35	122.3	103.3	89.3	78.5	69.9	63.0	57.3	52.5	48.4	44.9	41.8	39.1	36.8	34.6	32.8	31.1	29.5
40	117.7	99.4	85.9	75.5	67.3	60.6	55.1	50.5	46.6	43.2	40.2	37.7	35.4	33.3	31.5	29.9	28.4
45	113.8	96.1	83.1	73.0	65.1	58.6	53.3	48.8	45.0	41.8	38.9	36.4	34.2	32.2	30.5	28.9	27.5
50	110.4	93.3	80.6	70.8	63.1	56.9	51.7	47.4	43.7	40.5	37.7	35.3	33.2	31.3	29.6	28.0	26.6
55	107.4	90.7	78.4	68.9	61.4	55.3	50.3	46.1	42.5	39.4	36.7	34.4	32.3	30.4	28.8	27.3	25.9
60	104.8	88.5	76.5	67.2	59.9	54.0	49.1	45.0	41.5	38.4	35.8	33.5	31.5	29.7	28.1	26.6	25.3
65	102.4	86.5	74.7	65.7	58.5	52.7	48.0	43.9	40.5	37.6	35.0	32.8	30.8	29.0	27.4	26.0	24.7
70	100.2	84.7	73.2	64.3	57.3	51.6	46.9	43.0	39.7	36.8	34.3	32.1	30.1	28.4	26.8	25.5	24.2
75	98.3	83.0	71.7	63.1	56.2	50.6	46.0	42.2	38.9	36.1	33.6	31.4	29.5	27.8	26.3	25.0	23.7
80	96.5	81.5	70.4	61.9	55.2	49.7	45.2	41.4	38.2	35.4	33.0	30.9	29.0	27.3	25.8	24.5	23.3
85	94.8	80.1	69.2	60.8	54.2	48.8	44.4	40.7	37.5	34.8	32.4	30.3	28.5	26.9	25.4	24.1	22.9

【ステージ分類】

- G1（eGFR 90以上）とG2（eGFR 60～89）
- G3a（eGFR 45～59）
- G3b（eGFR 30～44）
- G4（eGFR 15～29）
- G5（eGFR 15未満）

2.3	2.4	2.5	2.6	2.7	2.8	2.9	3.0	3.1	3.2	3.3	3.4	3.5	3.6	3.7	3.8	3.9	4.0
24.4	23.3	22.3	21.3	20.5	19.7	18.9	18.2	17.6	17.0	16.4	15.9	15.4	14.9	14.5	14.1	13.7	13.3
22.9	21.8	20.9	20.0	19.2	18.5	17.8	17.1	16.5	15.9	15.4	14.9	14.5	14.0	13.6	13.2	12.8	12.5
21.7	20.7	19.8	19.0	18.2	17.5	16.9	16.2	15.7	15.1	14.6	14.2	13.7	13.3	12.9	12.5	12.2	11.9
20.8	19.8	19.0	18.2	17.4	16.8	16.1	15.5	15.0	14.5	14.0	13.5	13.1	12.7	12.4	12.0	11.7	11.3
20.0	19.1	18.3	17.5	16.8	16.1	15.5	15.0	14.4	13.9	13.5	13.0	12.6	12.2	11.9	11.5	11.2	10.9
19.3	18.5	17.6	16.9	16.2	15.6	15.0	14.5	13.9	13.5	13.0	12.6	12.2	11.8	11.5	11.2	10.8	10.6
18.8	17.9	17.1	16.4	15.7	15.1	14.6	14.0	13.5	13.1	12.6	12.2	11.8	11.5	11.1	10.8	10.5	10.2
18.2	17.4	16.7	16.0	15.3	14.7	14.2	13.6	13.2	12.7	12.3	11.9	11.5	11.2	10.8	10.5	10.2	10.0
17.8	17.0	16.2	15.6	14.9	14.4	13.8	13.3	12.8	12.4	12.0	11.6	11.2	10.9	10.6	10.3	10.0	9.7
17.4	16.6	15.9	15.2	14.6	14.0	13.5	13.0	12.5	12.1	11.7	11.3	11.0	10.7	10.3	10.0	9.8	9.5
17.0	16.3	15.5	14.9	14.3	13.7	13.2	12.7	12.3	11.9	11.5	11.1	10.8	10.4	10.1	9.8	9.6	9.3
16.7	15.9	15.2	14.6	14.0	13.5	13.0	12.5	12.0	11.6	11.2	10.9	10.5	10.2	9.9	9.6	9.4	9.1
16.4	15.6	15.0	14.3	13.8	13.2	12.7	12.3	11.8	11.4	11.0	10.7	10.4	10.0	9.7	9.5	9.2	8.9
16.1	15.4	14.7	14.1	13.5	13.0	12.5	12.0	11.6	11.2	10.9	10.5	10.2	9.9	9.6	9.3	9.0	8.8

数値の見方は
72歳の女性で
クレアチニン値が3.1の場合、
腎機能(eGFR)は12.0～12.3で、
ステージG5となる。

※日本腎臓学会の「eGFR男女・年齢別早見表」をもとに作成
※早見表の数値は、あくまで推算値です。確定診断は専門医を受診してください

腎機能（推算糸球体ろ過量＝eGFR）早見表

【女性用】 ※クレアニチン値と年齢、性別で推算
単位：mℓ／分／1.73㎡

クレアチニン値 →
年齢 ↓

	0.6	0.7	0.8	0.9	1.0	1.1	1.2	1.3	1.4	1.5	1.6	1.7	1.8	1.9	2.0	2.1	2.2
20	106.1	89.6	77.5	68.1	60.7	54.7	49.7	45.5	42.0	38.9	36.3	34.0	31.9	30.1	28.4	26.9	25.6
25	99.5	84.1	72.7	63.9	56.9	51.3	46.6	42.7	39.4	36.5	34.0	31.9	29.9	28.2	26.7	25.3	24.0
30	94.5	79.8	68.9	60.6	54.0	48.7	44.2	40.5	37.4	34.7	32.3	30.2	28.4	26.8	25.3	24.0	22.8
35	90.4	76.3	66.0	58.0	51.7	46.6	42.3	38.8	35.8	33.2	30.9	28.9	27.2	25.6	24.2	23.0	21.8
40	87.0	73.5	63.5	55.8	49.7	44.8	40.7	37.3	34.4	31.9	29.7	27.8	26.1	24.6	23.3	22.1	21.0
45	84.1	71.0	61.4	54.0	48.1	43.3	39.4	36.1	33.3	30.9	28.8	26.9	25.3	23.8	22.5	21.4	20.3
50	81.6	68.9	59.5	52.3	46.6	42.0	38.2	35.0	32.3	29.9	27.9	26.1	24.5	23.1	21.9	20.7	19.7
55	79.4	67.1	57.9	50.9	45.4	40.9	37.2	34.1	31.4	29.1	27.1	25.4	23.9	22.5	21.3	20.2	19.2
60	77.4	65.4	56.5	49.7	44.3	39.9	36.3	33.2	30.6	28.4	26.5	24.8	23.3	21.9	20.7	19.7	18.7
65	75.7	63.9	55.2	48.6	43.3	39.0	35.4	32.5	29.9	27.8	25.9	24.2	22.7	21.4	20.3	19.2	18.3
70	74.1	62.6	54.1	47.5	42.4	38.2	34.7	31.8	29.3	27.2	25.3	23.7	22.3	21.0	19.8	18.8	17.9
75	72.6	61.3	53.0	46.6	41.5	37.4	34.0	31.2	28.7	26.6	24.8	23.2	21.8	20.6	19.5	18.4	17.5
80	71.3	60.2	52.0	45.7	40.8	36.7	33.4	30.6	28.2	26.2	24.4	22.8	21.4	20.2	19.1	18.1	17.2
85	70.0	59.2	51.1	45.0	40.1	36.1	32.8	30.1	27.7	25.7	24.0	22.4	21.1	19.8	18.8	17.8	16.9

【ステージ分類】

- G1（eGFR 90以上）とG2（eGFR 60〜89）
- G3a（eGFR 45〜59）
- G3b（eGFR 30〜44）
- G4（eGFR 15〜29）
- G5（eGFR 15未満）

クレアチニン値を当てはめれば、おおよその糸球体ろ過量を推定できます。

慢性腎臓病の1つの指標であるタンパク尿などの腎障害がなくとも、**60㎖／分／1・73㎡未満の状態が3カ月以上続くと、慢性腎臓病と診断**されます。

15㎖／分／1・73㎡未満になると、末期慢性腎不全として透析治療を検討することになります。

なお、尿検査や血液検査で慢性腎臓病の疑いがある場合、さらに詳細な検査が行われることがあります。主に行われるのは次の方法です。

●腎生検《じんせいけん》

腎臓に細い針のようなものを刺して組織を取り出し、顕微鏡で観察する検査です。局部麻酔をして針を刺す方法と、手術で切開して行う方法があり、入院が必要となります。腎炎やネフローゼ症候群を診断する際によく行われる方法です。

●画像診断

ＣＴ（コンピュータ断層撮影）や超音波エコー検査、血管造影やＭＲＩ（磁気共鳴画像）などを使い、腎臓を画像として映し出して確認する方法です。腎臓の形や大きさ、内部、動脈の流れを撮影する方法などがあります。

ステージ別の対処法

慢性腎臓病は、どのステージなのかによって治療方針が異なります。

進行度は、GFRと尿タンパクの検査値（糖尿病がある場合は、尿タンパクの代わりに尿アルブミン値）に従って決められます。

GFRによるステージは、G1〜G5に分けられています。G5が最も重症となります。

尿タンパク（尿アルブミン値）は、A1〜A3の3段階に分けられています。A3が最も重い症状です。

51ページの表より、検査数値を使って自分のステージを確認しましょう。

次に、それぞれのステージごとに、病気とどう向き合っていくべきか、おおよその指針を示します。

●ステージ1

あなたは、**「腎臓にタンパク尿などの障害はあるものの、腎機能の働きはまだ正常な段階」**と考えられます。

高血圧、糖尿病、メタボ、喫煙、腎臓病の家族歴などに該当するかたは、慢性腎臓病になりやすいので、高血圧や糖尿病を治療し、生活習慣や食事の改善を始めましょう。

特に、運動不足のかたには、腎臓リハビリテーションをお勧めしたいと思います。

そして、少なくとも年1回の尿検査や血液検査を続けて、腎機能の低下が起こっていないか、慢性腎臓病を発症していないかどうかを継続して確認しましょう。

もし「尿タンパクが2+以上」の場合、あるいは、「血尿と尿タンパクがともに陽性」の場合には、腎臓専門医への受診が必要なケースがあります。かかりつけ医に相談するとよいでしょう。

●ステージ2

あなたは、**「腎機能に軽度の低下が起こっている段階」**です。

慢性腎臓病の進行度

<table>
<tr><th colspan="3">①尿タンパクの値</th><th>正常</th><th>微量</th><th>多い</th></tr>
<tr><td>糖尿病
以外の人</td><td colspan="2">尿タンパク</td><td>－±</td><td>1+</td><td>2+以上</td></tr>
<tr><td>糖尿病の人</td><td colspan="2">尿アルブミン値
（mg/gCr）</td><td>30未満</td><td>30～299</td><td>300以上</td></tr>
<tr><td rowspan="6">②腎機能＝
eGFR
（推算糸球体ろ過量）
単位
（mℓ/分/1.73㎡）</td><td rowspan="6">高い
↕
低い</td><td>G1
90以上</td><td rowspan="2">正常</td><td rowspan="2">軽度</td><td>中等度</td></tr>
<tr><td>G2
60～89</td><td rowspan="5">高度</td></tr>
<tr><td>G3a
45～59</td><td>軽度</td><td>中等度</td></tr>
<tr><td>G3b
30～44</td><td>中等度</td><td rowspan="3">高度</td></tr>
<tr><td>G4
15～29</td><td rowspan="2">高度</td></tr>
<tr><td>G5
15未満</td></tr>
</table>

横軸の「①尿タンパク（糖尿病の人は尿アルブミン）の値」と、
縦軸の「②eGFRの値」を組み合わせ、腎機能を
正常・軽度・中等度・高度の4段階に分類（eGFRの早見表は44～47ページ）。

ステージ2でも、自覚症状はほとんどありません。たいていは健康診断などで異常が発見されるはずです。

回復の余地があるこの段階（ステージ1〜2）で、きちんと治療を始めることが非常に重要です。

ステージ1と同様に、生活習慣病のあるかた、腎臓病の家族歴のあるかたは、それらの原因疾患の治療に努め、食事療法や腎臓リハビリテーションを始めて、生活改善を図りましょう。

少なくとも年1回の尿検査や血液検査を続けて、腎機能のさらなる低下が起こっていないか、慢性腎臓病を発症していないかどうかを確認します。

「尿タンパクが2＋以上」の場合、あるいは、「血尿と尿タンパクがともに陽性」の場合には、腎臓専門医への受診が必要なケースがあります。かかりつけ医に相談するとよいでしょう。

●ステージ3

あなたは、**「腎機能が軽度低下〜高度低下まで落ちている段階」**です。

慢性腎臓病が疑われますので、医療機関を受診して、腎臓専門医による診察をお勧めします。

腎臓の機能が、健康時に比べて半分近く低下しています。この段階に至ると、むくみや尿の異常、疲れやすいといった自覚症状が現れ始めます。

治療の柱は、原因疾患の治療と、腎臓リハビリテーション、及び食事療法などによる生活習慣の改善、薬物治療です。

なお、ステージ３は腎機能低下の度合いによって、「ステージ３ａ（軽度～中等度低下。ＧＦＲが45～59）」と、「ステージ３ｂ（中等度～高度低下。ＧＦＲが30～44）に分けられます。

ステージ３ｂになると、慢性腎臓病が強く疑われます。できるだけ早めに医療機関を受診し、腎臓専門医に相談してください。

●ステージ４

あなたは、**「腎臓の機能が高度に低下した状態（健康時のおよそ30％未満にまで低下）」**です。腎機能を回復させることができない段階と考えられています。

むくみ、尿の減少、高血圧、貧血など、さまざまな症状が現れます。

透析治療を要する重症な腎不全になる危険性が高く、心筋梗塞や脳卒中などの心血管疾患にもかかりやすい状態です。

腎臓専門医による治療が必要となります。**治療の目標は現状をキープし、できる限り透析治療の開始を遅らせること**です。

尿毒症（尿中に排出されるべき老廃物などが、血液中に蓄積される障害）の出現や、心血管疾患の合併に注意を払いながら、より厳格な食事療法、腎臓リハビリテーション、生活習慣の改善、薬物治療を行います。

尿毒症では、老廃物が体内にたまりやすくなっている影響で、頭痛、食欲不振、おう吐、不眠などの症状が現れて、放置すると死に至る危険性があります。

●ステージ5

あなたは、**末期腎不全**と推定されます。

腎臓がほとんど機能していないため、腎代《じんだい》替《たい》療《りょう》法《ほう》が必要です。腎代替療法には、**透析療法**と**腎移植**があります。

人工透析の種類

血液透析

血液を体外に出して有害成分を除去した後、再び体内に戻す方法。4～6時間程度の治療を週3回通院して行う

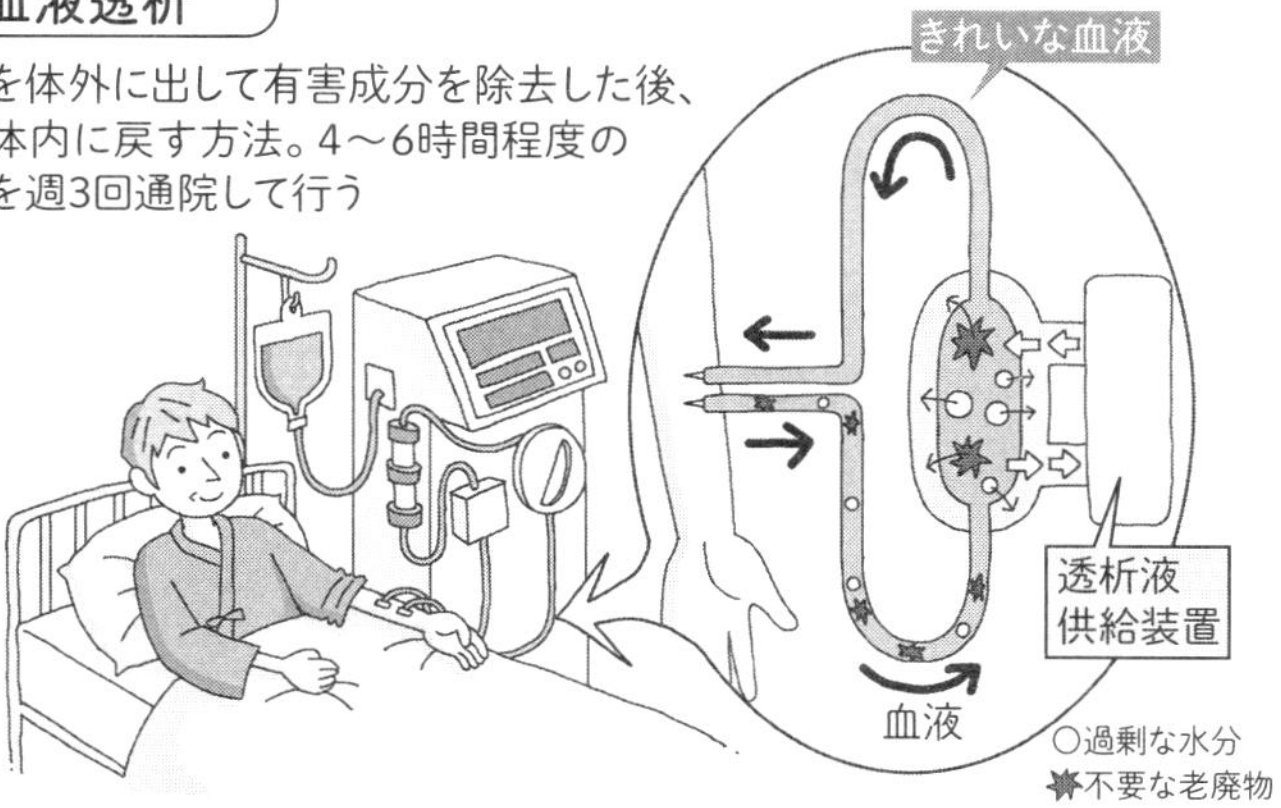

腹膜透析

内臓を覆う腹膜を介し、血液と透析液の浸透圧差を利用して有害成分を除去する方法。透析液の交換を1日4回程度くり返す

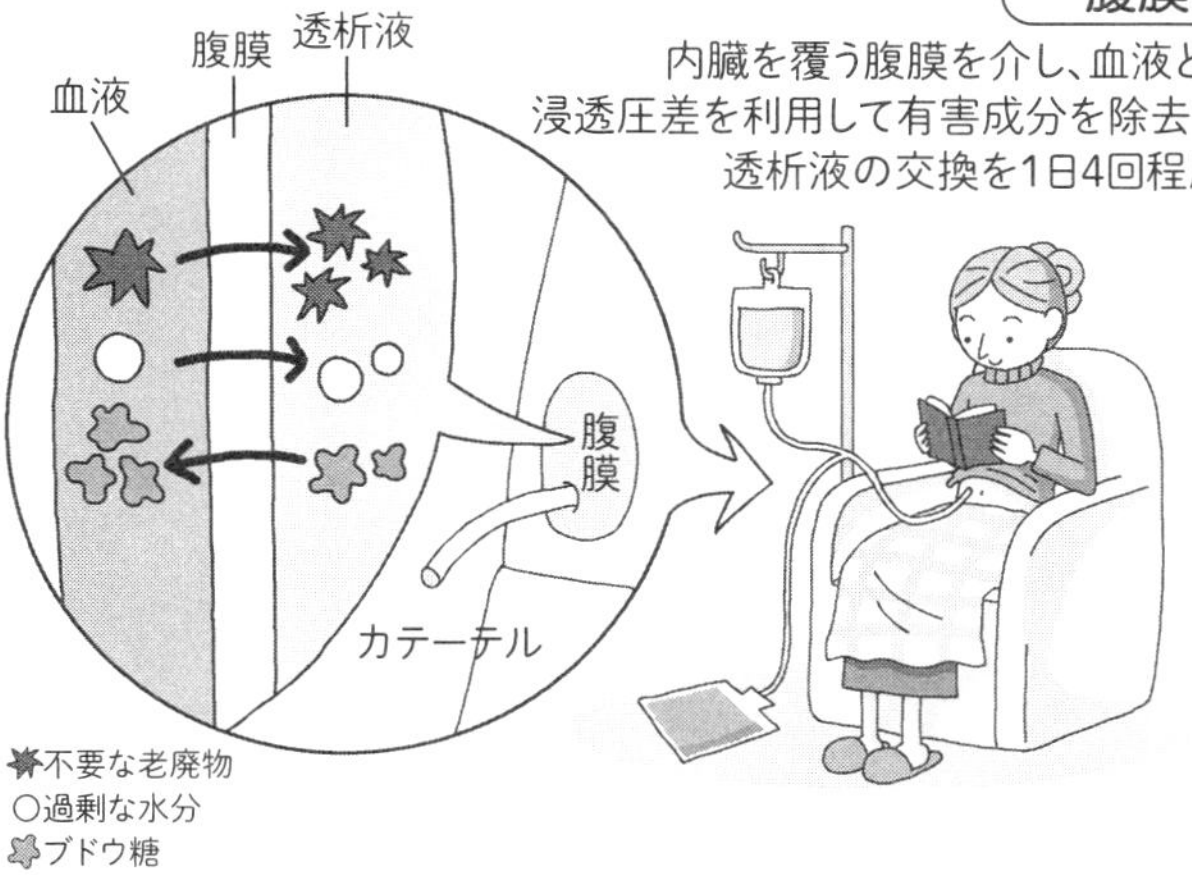

腎機能低下によって生じるさまざまな異常（貧血、ミネラル異常、骨の異常など）を合併している場合が大半であり、その治療も行う必要があります。腎臓専門医から透析療法や腎移植についての説明を受け、そのような治療が必要になった場合の選択をあらかじめ決めておきましょう。

なお、透析療法には、**人工腎臓を利用する「血液透析」と、自分の腹膜を利用する「腹膜透析」があります。**

一方、腎移植は、亡くなった人から腎臓の提供を受ける「献腎移植」と、家族・親族などから腎臓の提供を受ける「生体腎移植」があります。日本では腎移植が行われるケースは少なく、ほとんどの人が透析療法を受けています。

透析の患者さんのうち、9割以上は血液透析を受けています。

血液透析は、血液を体の外に送り出し、透析器という機械で老廃物や余分な塩分・水分を除去した後、血液を体内に戻す方法です。医療機関に週3回ほど通い、1回に4～6時間かけて透析を行います。

血液透析、腹膜透析、どちらの透析療法においても、補える腎機能は部分的であり、食事制限や薬物治療などの継続が必要となります。

また、透析を受けながら、腎臓リハビリテーションを続けることも勧められます。**末期腎不全となった患者さんの健康管理にも、私たちが提唱する腎臓リハビリテーションが役立つことがわかってきている**からです。

治療のための4つのアプローチ

いったん慢性腎不全になってしまうと、腎臓の状態は元に戻りませんが、その悪化のスピードを遅らせることは可能です。そのための総合的な管理を、保存療法といいます。

すでにあなたは、自分がどこのステージに位置しているかを確認しているでしょう。それに、病気の原因もわかっているはずです。

あとは、保存療法を行うことによって、残された腎機能を守り、できることならその腎機能を引き上げ、悪化のスピードを遅らせましょう。

具体的には、慢性腎臓病を引き起こした原因（生活習慣病など）への対応を、薬物治療などによって進めながら、食事療法、腎臓リハビリテーションを組み合わせて、生活改善を続けていきます。

自ら積極的に生活を変え、改善に取り組むことが重要です。

慢性腎臓病は、生活習慣病の1つといっていい病気です。日々の積み重ねが、実際の数値の改善や、よい状態の維持に結びついていきます。

ここまでの話をまとめると、治療は大きく分けて、次の2本柱になります。

①原因疾患の治療
②生活習慣の改善

そして、その方法としては、次の4つのアプローチが取られることになります。

①薬物療法（原因疾患である生活習慣病の治療など）
②食事療法（減塩、タンパク質制限、生活習慣病の対策など）

③腎臓リハビリテーション（次章以降で詳しく紹介します）
④生活習慣の改善（禁煙、睡眠など）

具体的な治療法やセルフケアは、原因疾患がなにか、腎臓病がどのステージまで進行しているかなど、患者さん1人ひとりの状況によって異なります。

それらを主治医が総合的に判断し、薬物療法、食事療法、運動療法（腎臓リハビリテーション）、生活習慣の改善を組み合わせて治療していきます。

まだ透析に至っていない保存期の治療では、定期的に検査をし、治療の効果や病状の変化を確認しながら進めます。

血圧と体重を定期的に測定し、記録を主治医に示すことが必要ですし、家族や周囲の協力も欠かせません。できることなら、食事療法や服薬管理などに積極的に関わってもらいましょう。

その中でも特に重要で、ぜひ実践していただきたいものが、私たちが提唱している「東北大学式・腎臓リハビリテーション」です。

次章では、「なぜ、腎臓リハビリテーションが効果を上げるのか」について、詳し

く お話ししましょう。

第2章

腎臓リハビリテーションの効果

「運動制限」が「運動推奨」に変わった理由

腎機能が低下したかたや、人工透析（腎臓の機能を人工的に代替する治療）を受けるようになった患者さんに至るまで、「適切な運動」が勧められるようになってきました。

「はじめに」でも述べたように、これまで慢性腎臓病では「安静第一」が治療の原則であり、運動は制限されてきました。しかし近年では、**これまでとはまったく正反対の方針で考えられるようになってきた**のです。

従来、慢性腎臓病の患者さんは、運動をするとタンパク尿が出るなど、体に弊害が生じると考えられてきました。

運動をしてタンパク尿が出るということは、本来は、ろ過装置である糸球体《しきゅうたい》を通らないタンパク質が、通ってしまっているということです。この状態が糸球体そのものに負担となるのです。

タンパク質が通過する状態が続けば、病気の進行が早まると考えられていたため、

「運動制限」から「運動推奨」へ

これまでの慢性腎臓病の患者=**「運動制限」**

- 腎機能を悪化させないために安静第一
- 透析前後は疲労が出やすく、安静にしがち

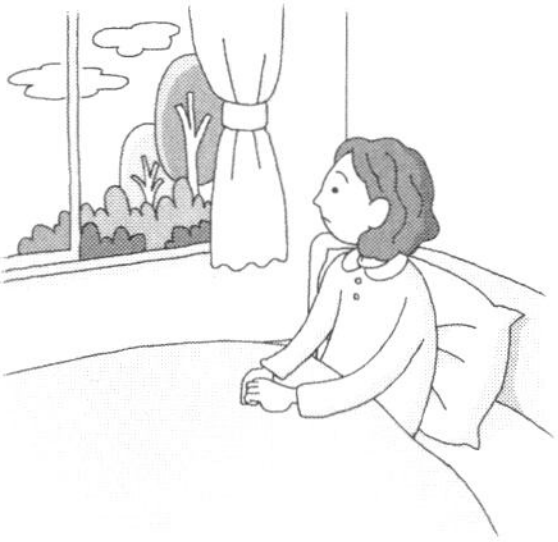

↓

これからの慢性腎臓病の患者=**「運動推奨」**

- 運動で腎機能は悪化せず、むしろ改善する
- 透析効率も改善すると判明

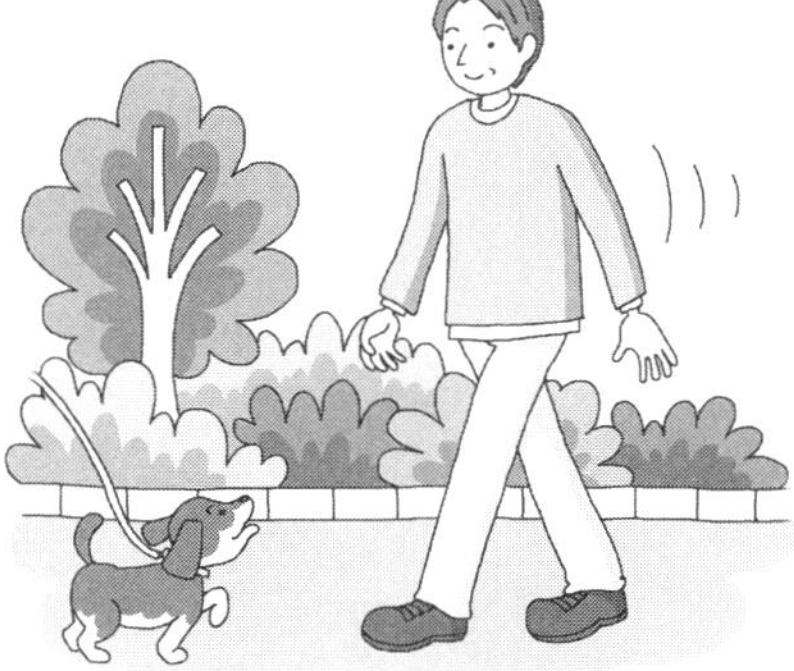

運動は慢性腎臓病のかたによくないと考えられていました。

しかし、その後の研究によって、慢性腎臓病の患者さんにとっても、運動が非常に重要なものであることがわかってきました。

ただし、運動制限から運動推奨へ、考え方がそう簡単にひっくり返ったわけではありません。

そもそもの発端は、今から20年以上前、1995年のことです。

その当時、私は末期腎不全《じんふぜん》のラット（実験用のネズミ）を使って、血圧を下げる薬の研究をしていました。

ラットに運動をさせると、タンパク尿が出ます。すぐれた血圧の薬を使うと、そのタンパク尿を抑え、腎機能をよくすることができるのではないか、というのが実験の主旨でした。

その頃は、私自身、腎臓病の患者さんは「安静第一であるべき」という常識を信じていたのです。

科学史上の新しい発見は、実験のミスやちょっとした勘違いなどがきっかけとなることがしばしばありますが、私の場合も、それに近いものでした。

実験を行ってみたところ、妙なことになりました。薬を単独で使った場合と、対照群として行った、ラットに運動をさせた場合、どちらも同じような結果が出てしまったのです。

これは想定外でした。運動した対照群のラットは腎機能が悪化しているはずで、投薬群と比べて大きな違いが出ていないとおかしい。ところが……。

この実験結果からすれば、**ラットに運動させた効果と、薬の効果が、同じだけの恩恵をもたらした**ことになります。

そこで試しに、運動させたうえに薬を使うと、「運動＋薬」の相乗効果で、さらによい結果が得られたのです（文献2、文献3）。

こうした実験結果を受けて、私はこれまでの腎臓病治療の常識に対して、疑いの目を向けるようになりました。

「運動制限」は本当に正しいのか。むしろ、運動療法は、腎臓病に対してもよい効果をもたらすのではないか――。

その後も実験を重ねていくと、運動が決して悪いものではなく、腎機能をアップさせる可能性のあることが、しだいに明らかになってきたのです。

たった1日の安静で体は2歳も老化する！

むろん、私たちの研究がただちに認められたわけではありません。決して平坦な道のりではありませんでした。

当時の腎臓病の研究者から見ると、「安静第一」は常識でした。

患者に運動をさせるなどというのは、もってのほか。私たちの研究は、「常識破り」というレッテルを貼られていたのです。

風向きが変わってきたのは、2000年頃からでしょうか。

アメリカ・シカゴで国際的な学会が開催され、慢性腎臓病の運動療法について、私が発表する機会がありました。

その後、しだいに運動の効能が認められるようになっていったのです。

アメリカで出された「透析患者の心血管疾患《しんけつかんしつかん》に対する臨床ガイドライン2005年版」でも、透析の患者さんに運動が推奨されるようになりました。

それと前後するように、運動不足がもたらす健康被害についての認識が深まり、世界的にも注目を集めるようになります。

２０１２年には、英国の権威ある医学誌『ランセット』で、「身体活動」の特集が組まれました。記事は、**「運動不足は世界的な伝染病である」**として、運動不足が肥満、がん、糖尿病、脂質異常症、うつ、認知症などの多くの病気の誘因となり、高齢者の自立を脅かすものだと訴えました。

この場合の運動不足とは、「１日30分以上の運動を週に5日以上、または１日20分以上の高強度の運動を週に３日以上していない状態」と定義されています。この基準によると、世界の成人の３人に１人が運動不足になるのです。

ヒトは、30歳を過ぎると、１つ年をとるごとに、平均１％ずつ筋肉量や筋力が低下していきます。では、１日じっと動かずにいると、筋肉量や筋力がどのくらい低下すると思いますか。

実は、**トイレと食事以外は横になったままで1日を過ごすと、それだけで1％の筋肉量や筋力の低下**が起こります。

さらに、**1日完全に安静にしていると、それだけでなんと2％の筋肉量や筋力が低下するのです。**

つまり、たった1日の安静で、1～2歳も老化するということです（文献4）。

医師から運動制限のかけられた慢性腎臓病の患者さんは、運動ができないわけですから、必然的に座りっぱなしの生活を送る人が多かったはずです。

しかし、そんな生活が、どれほど体に悪かったことでしょう！

筋肉量や筋力が落ちるだけではありません。座りっぱなしの生活を続けることで、慢性腎臓病を引き起こす糖尿病や高血圧、脂質異常症などが悪化します。

その結果、動脈硬化（動脈が硬くなった状態）が進行し、心血管疾患や脳卒中《のうそっちゅう》になるリスクが高まります。

慢性腎臓病が進行して腎機能が低下するほど、心血管疾患の発症率は飛躍的に高まることがわかっています。

そうした背景にも、運動不足があると考えられます。

歩くスピードが遅くなったら要注意

皆さんの中にも、**サルコペニア**、あるいは、**フレイル**という言葉を耳にされたことのあるかたが多いでしょう。

サルコペニアは、加齢や疾患により筋肉量が減少することで、握力や下肢《かし》筋・体幹筋など全身の「筋力低下が起こること」を指します。

また、歩くスピードが遅くなる、杖《つえ》や手すりが必要になるなど、「身体機能の低下が起こること」も含まれます。筋肉量が減少し、筋力や身体機能が低下した状態です。

一般に、サルコペニアは、転倒・骨折、寝たきりなどの有力な原因となることから、高齢になればなるほど、その予防が必要になるとされています。

一方、フレイルは、加齢とともに心身の活力（運動機能や認知機能等）が低下し、生活機能が障害され、心身の脆弱性《ぜいじゃくせい》が出現した状態です。高齢者が老化によって陥る「虚弱状態」と考えればよいでしょう。

フレイルの状態になると、死亡率が上昇し、身体能力が低下し、ストレスに極端に弱い状態に陥ります。

健常な人が風邪を引いても数日すれば治りますが、フレイルの状態では風邪をこじらせて肺炎を発症するなど、感染症にかかりやすくなります。

そして、**慢性腎臓病になると、健常人よりも、このサルコペニアやフレイルになり**

やすくなるのです。

これまでは、慢性腎臓病のかたには運動を控えることが勧められてきましたから、安静にすればするほど、よけいにその傾向が強かったわけです。

人工透析を避けたい一心で、腎機能を悪化させないように安静を心がけ、座りっぱなしの生活をしている人が、おそらく今もたくさんいるでしょう。

私は、**体によかれと思って心がけている安静が非常に危険なのだ**と、声を大にして訴えたいのです。

座りっぱなしの生活によってサルコペニアやフレイルに陥れば、筋肉量や筋力の低下、体力の全般的な低下、虚弱化が起こり、それが寿命にも甚大な悪影響を及ぼします。

アメリカの調査では、テレビを毎日、長時間見ている人ほど、腎機能の急速な低下が起こりやすく、慢性腎臓病が進行するリスクも高くなると報告されています。

慢性腎臓病の患者さんにおいては、「歩行速度が遅い」「6分間歩行試験（6分間でどれくらいの距離を歩けるか）での歩行距離が短い」「握力が弱い」人ほど、死亡率が高くなるのです（文献5）。

つまり、運動不足と、運動不足から生じるサルコペニアやフレイルは、慢性腎臓病の患者さんに、感染症や心血管疾患、虚弱状態、抑うつを引き起こし、高血圧、糖尿病、脂質異常症を助長します。

これらの多くの要素が相まって、慢性腎臓病の患者さんの死亡率を高めることにつながっていると考えられます。

皆さんは、**「歩くのが遅くなった」「握力がなくなった」「(ここ2週間) わけもなく疲れたような感じがする」「半年で体重が2~3kg以上減った」**と感じていませんか。それらは、サルコペニアやフレイルの兆候のおそれがあります。

慢性腎臓病で、しかもサルコペニアやフレイルが疑われるケースでは、できる限り早急に運動習慣をつけることをお勧めしたいのです。

運動療法で透析を先延ばしできると判明

運動と腎機能の関係については、ラットを使った動物実験だけではなく、臨床研究も進んできています。

例えば、慢性腎臓病の透析に至っていない保存期の患者さん18名を、2つのグループに分けた実験です（文献6）。

1つのグループ（A群・10名）は、通常の治療を行いました。もう1つのグループ（B群・8名）には、通常の治療に加えて週3回、ウオーキングを1日40分続けてもらいました。

そうしたところ、通常の治療のみをしているA群の腎機能は低下する一方でしたが、**ウオーキングを取り入れたB群は、運動開始後、有意に腎機能が改善した**のです（左ページのグラフ参照）。

この実験によって、ヒトにおいても、運動療法が腎機能の低下を予防する可能性、ひいては、低下した腎機能がアップする可能性が示されたといえるでしょう。

さらに、台湾では大規模の研究が行われ、貴重なデータが出ています（文献7）。

中国医科大学附属病院の慢性腎臓病の患者さん（ステージ3～5）、6363名を対象にした研究です。2003年から10年間にわたって追跡調査がなされ、ウオーキングと腎機能、寿命の関係が調べられたのです。

報告によると、ウオーキングをしていた参加者は、追跡期間中に死亡する可能性が

運動で腎機能が改善した

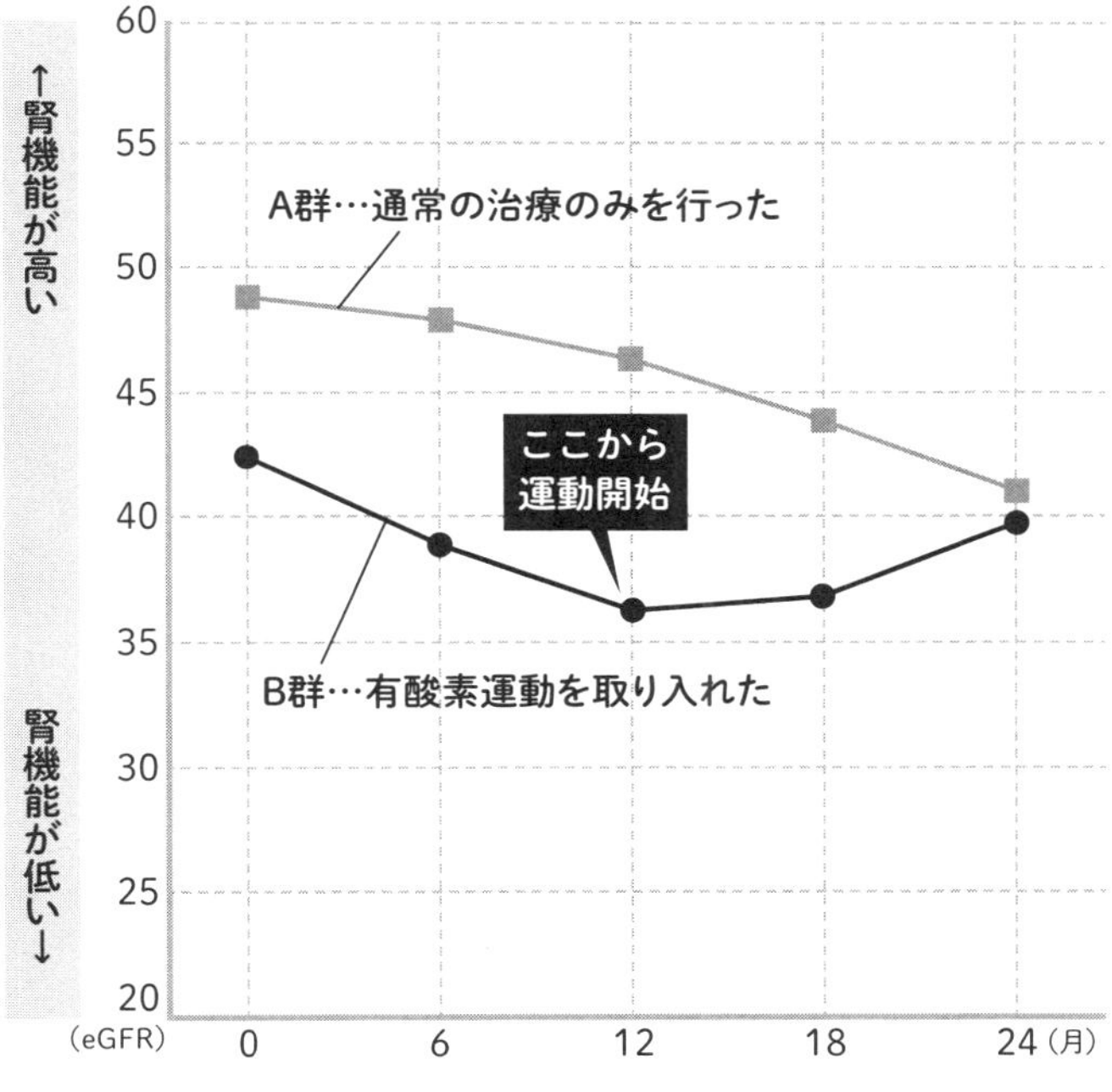

18人の慢性腎不全の患者(保存期)を、通常の治療のみを行うA群と、
有酸素運動を取り入れるB群に分けた。
結果、運動を取り入れたB群の腎機能が有意に改善した

33%低く、透析や腎移植を必要とする可能性が21%低かったと報告されています。そして、ウオーキングを頻繁に行う患者ほど、その効果が大きかったのです。

逆にいえば、ウオーキングを含む腎臓リハビリテーションを行うことが、10年間の**死亡リスクを33%、透析への移行率を21%低下させる、つまり、先延ばしできる**と示されたのです。

腎臓リハビリテーションとは？

ここで、腎臓リハビリテーションについて、ご説明したいと思います。

腎臓リハビリテーションとは、腎疾患や透析医療に基づく身体的・精神的影響を軽減させ、症状を調整し、生命予後を改善し、心理社会的ならびに職業的な状況を改善することを目的としたものです。

具体的には、運動療法、食事療法と水分管理、薬物療法、教育、精神・心理的サポートなどを行う、長期にわたる包括的なプログラムとなっています（文献8）。

その中でも、特に、専門医師の指示に基づいた「運動療法」が中核的な役割を果た

しています。透析の患者さんに対して、**運動耐容能《うんどうたいようのう》（運動に対する耐久性）の改善、筋力・持久力の改善、タンパク質の分解抑制、生活の質（QOL）の改善などをもたらす**ことが明らかにされて、最近大いに注目されているわけです。

腎臓リハビリテーションは、**患者さんの病気だけでなく、生活機能や運動機能など、トータルにケアを行う**ものであるといえるでしょう。

では、腎臓リハビリテーションによって、なぜすばらしい研究結果が得られたのでしょうか。

それについては、多くの要因が考えられます。

第一に、慢性腎臓病の原因ともなり、かつ、病状を悪化させる要因ともなっている生活習慣病やメタボに対する運動効果が大きいでしょう。

運動不足によって、内臓脂肪が増えると、脂肪細胞から炎症性物質が放出されます。その結果、全身の炎症が引き起こされ、それが、血糖値の上昇や動脈硬化、高血圧などの引き金となります。運動不足は、こうして多くの病気の温床となっているわけです。

逆に、腎臓リハビリテーションをしっかり行い、運動不足を解消すると、全身の血流が促され、内臓脂肪を減らすことも可能になるでしょう。
また、運動によって、血管内皮細胞でのNO《エヌオー》（一酸化窒素《いっさんかちっそ》）の産生が促進されます。NOは、血管を拡張させて血圧を下げる働きがあります。それが、心筋梗塞《しんきんこうそく》（心臓の血管が詰まる病気）や脳卒中のリスクを引き下げると考えられます。

「東北大学式・腎臓リハビリテーション」の運動療法は、次の三本柱で成り立っています（やり方は次章を参照）。

①腎臓リハビリ体操
②腎臓リハビリ運動
③腎臓リハビリ筋トレ

①の「腎臓リハビリ体操」は、メインとなる2つの手法（②と③）の**ウオーミングアップにあたるもの**です。
運動は、急に始めると体によくありません。心拍数や血圧が急上昇して、不整脈が

腎臓リハビリテーションの3つの柱

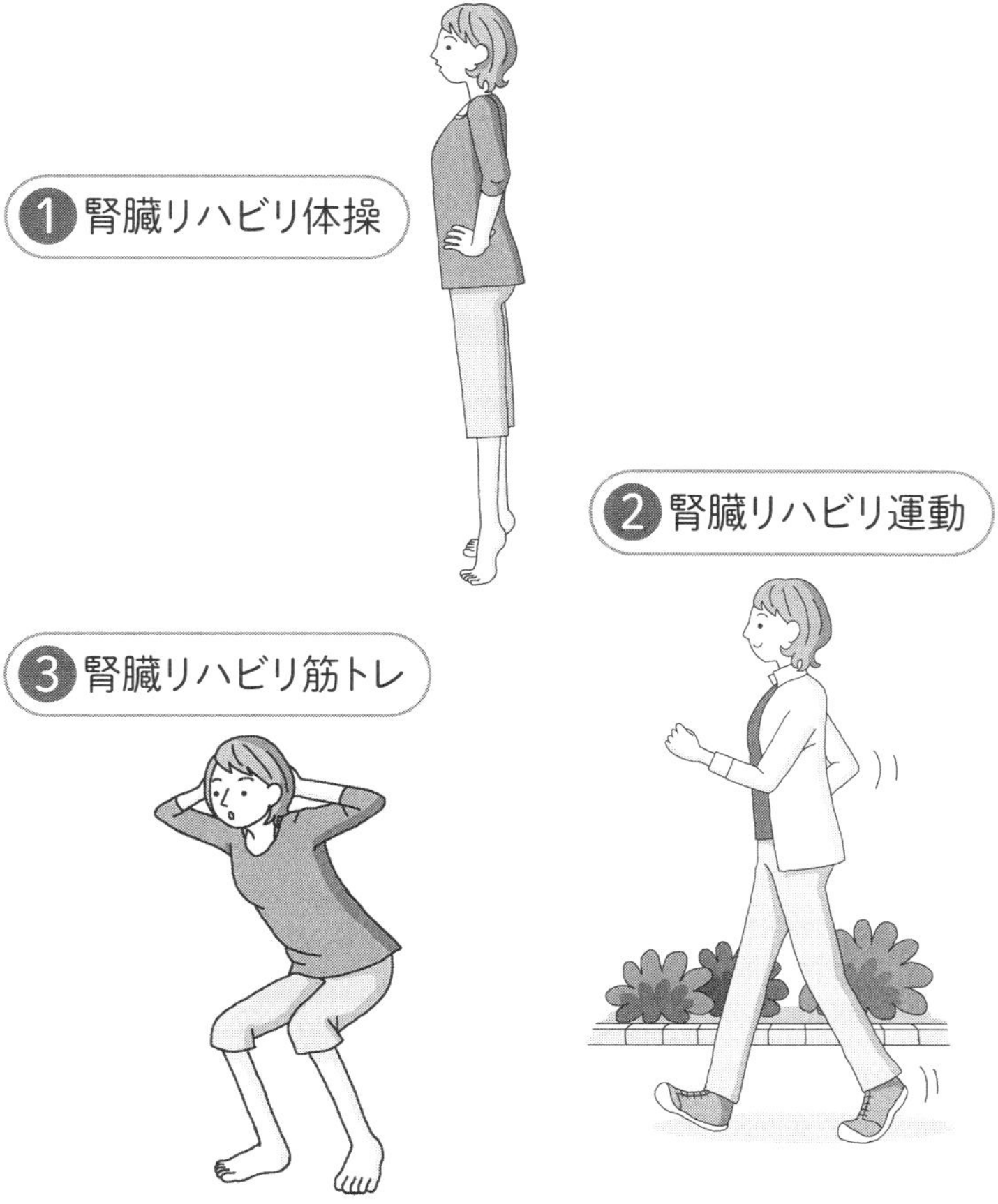

1 腎臓リハビリ体操
2 腎臓リハビリ運動
3 腎臓リハビリ筋トレ

起こったり、筋肉に急なストレスがかかって筋肉を傷めたりするおそれがあります。

こうした危険を予防し、安全に運動を始めるため、体を温めて筋肉や関節の動きを滑らかにしておきましょう。全身の血液循環を促す効果もあります。

これによって、腎臓にも、新鮮な酸素と栄養が供給されやすくなります。

そして、メインの2つの手法のうち、第一にお勧めしたいのが、②の「腎臓リハビリ運動」です。具体的には、有酸素運動になります。

運動には、有酸素運動と無酸素運動という2種類の運動があることは、皆さんもご存じかもしれません。

有酸素運動は、呼吸で大量の酸素を取り込みながら血液の循環をよくして、糖や脂肪を消費させる全身運動です。**ウオーキングやジョギング、のんびりとした水泳**などが該当します。

厳密にいうと、有酸素運動は、「運動中に呼吸の乱れが起こらない」「一定のリズムで運動が続けられる」「局所運動ではなく、全身運動」「運動量を自由に調節できる」「安全性が高い」といった条件を満たすものを指します。

腎臓リハビリテーションの効果

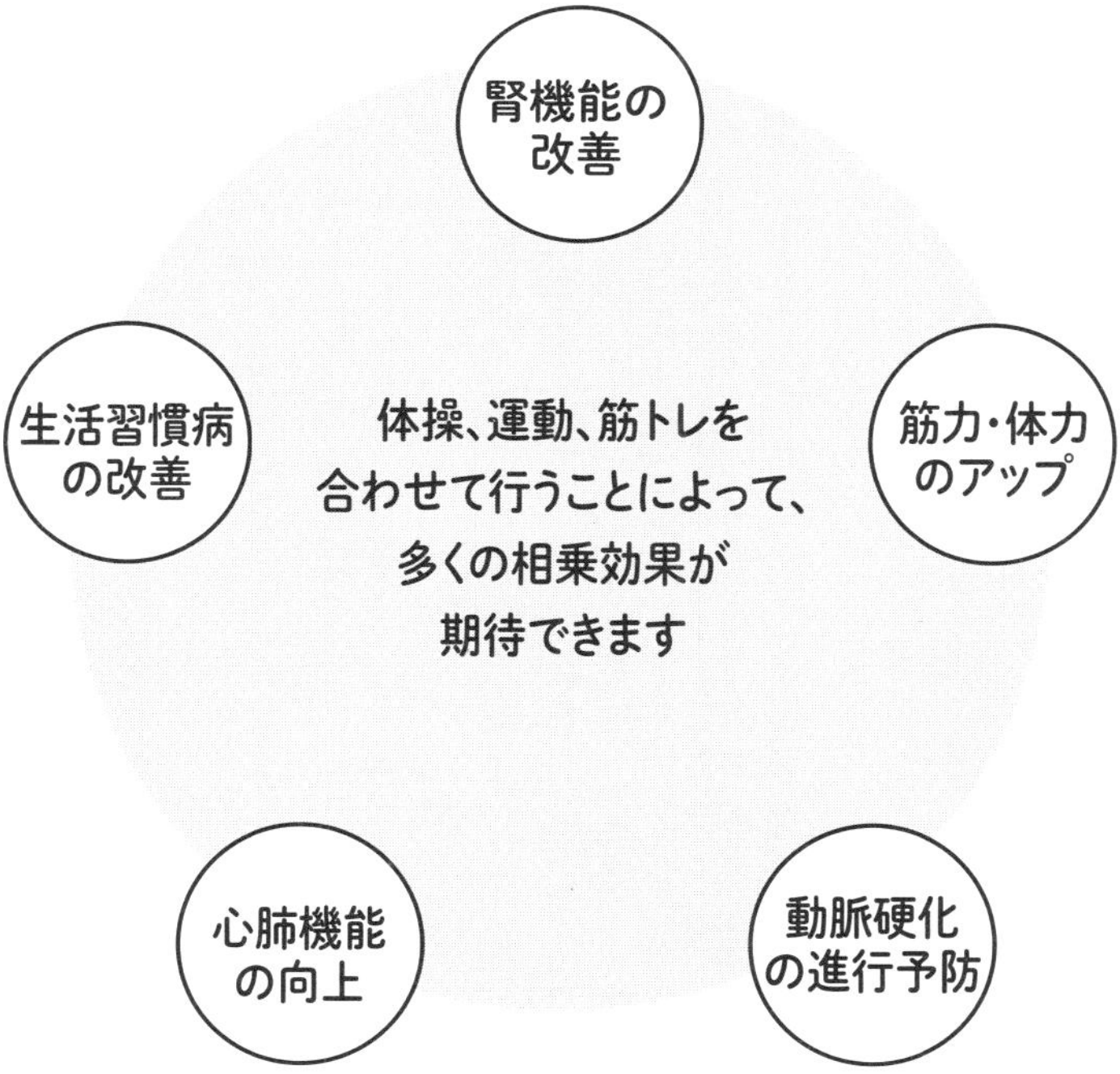

その効能は、心肺機能の向上、体脂肪の減少、肥満の解消、血圧の低下、耐糖能《たいとうのう》の改善（インスリンの効きをよくする）、善玉コレステロールの増加、血小板の凝集機能の低下（血の塊《かたまり》である血栓をできにくくする）、免疫力アップ、寿命の延長など、多くの効果があることが知られています。

一方、無酸素運動は、短距離走や重量挙げといった、瞬発力を要する運動です。

慢性腎臓病の皆さんにお勧めしたいのは、のんびり気長にできる運動です。

息切れするような激しい運動を続けると、自律神経《じりつしんけい》（意志とは無関係に内臓や血管をコントロールしている神経）のうち、アクティブな活動の神経である交感神経《こうかんしんけい》を緊張させ、腎臓の血管が強く収縮し、虚血《きょけつ》（局所的な貧血）に陥ります。

それがくり返されれば、腎臓に負担がかかり、腎機能の低下が引き起こされるおそれがあります。

つまり、「息切れが起こるような運動か、あるいは呼吸が乱れない運動か」という点が、慢性腎臓病の患者さんに勧められる運動かどうかの分岐点となります。

そこで私たちは、**息切れなどの起こらない有酸素運動を、腎臓リハビリ運動として**

患者さんにお勧めしています。

腎臓リハビリ運動は、慢性腎臓病の患者さんの血管を守るうえで、最も重要な運動です。「そんなにたくさんの運動はやりたくない」「時間がない」「せいぜい1つしかできない」というかたには、私はまず、この腎臓リハビリ運動（ウオーキング）だけは行いましょう、と伝えています。

足元に自信がなく、ふらついて転倒しそうなかたには、**ウオーキングの代わりにペダルこぎ（エルゴメータ）を推奨**します。

ペダルこぎは、スポーツジムなどでも利用できますし、市販品を購入して自宅で行うこともできるでしょう。

体操・運動・筋トレの相乗効果

次に、③の「腎臓リハビリ筋トレ」の効能です。

そもそも筋トレ（筋力トレーニング）とは、筋肉に一定の負荷をかけて筋肉や骨を強化する運動をいいます。太ももやお尻、おなか、背中などの鍛えたい部位によって、やり方が異なります。

腎臓リハビリ筋トレのメニューにおいて、最も基本中の基本といえるのが、**「スクワット」**です。

スクワットでは、大腿四頭筋《だいたいしとうきん》、ハムストリングス、内転筋《ないてんきん》、下腿三頭筋《かたいさんとうきん》、大殿筋《だいでんきん》、中殿筋《ちゅうでんきん》など、下半身、特に太ももとお尻周辺の大きな筋肉が総動員されます。

さらに、バランスをとるために上半身の筋肉も使われます。そのため、スクワットは、下半身だけでなく、全身を鍛えられる運動とされています。

慢性腎臓病のかたは、運動不足により全身の筋肉が弱っているケースが多いので、スクワットは最優先で行うべき筋トレなのです。

また、慢性腎臓病の患者さんは、骨がスカスカになる骨粗鬆症《こつそしょうしょう》になりやすいことが知られています。その骨粗鬆症の予防に最も効果的とされるのが、**「片足立ち」**です。

片足立ちを行うと、大腿骨頭《だいたいこっとう》（太ももの骨の上端）にかかる力は、両足で立ったときの2・75倍になるとされています。それを1分間続けると、大腿骨頭に加わる力は、53分間歩くことで得られる負荷量に相当するのです。

つまり、短い時間で股関節周囲の骨の強化を行い、太ももの筋力を増強し、バランス感覚を養うこともできます（高齢者は転倒防止のため、イスの背や手すりなどにつかまりながら行います）。

そして、お尻を鍛えるために行うのが、**「お尻上げ」**です。お尻上げでは、お尻の大殿筋、背中の脊柱起立筋《せきちゅうきりつきん》、おなかの腹横筋《ふくおうきん》などが鍛えられます。

さらに、おなかを鍛えるには、**「ひざ胸突き」**がお勧めです。

ひざ胸突きでは、下腹部の筋肉が鍛えられます。腸腰筋《ちょうようきん》（腸骨筋《ちょうこつきん》、大腰筋《だいようきん》、小腰《しょうよう》筋《きん》から構成される腹部の深い位置にある筋肉）のようなインナーマッスルにも効果をもたらします。

透析の患者にも活用されている

誰もが年を重ねると、体力や筋力が低下していきます。

特に、透析の患者さんは、一般の健常者と比較すると、体力や筋力が低下していることが知られています。

透析で通院することによって大幅に時間を取られるため、運動の時間を確保することが難しく、透析に伴う疲労によって活動量が低下しがちなことも影響します。

過去の調査で、**透析の患者さんの最高酸素摂取量（体力の指標）は、同年代の健常者の60％まで落ちている**と報告されています。

透析を続けるうちに、サルコペニアやフレイルを併発し、自分の足で歩けなくなる人も少なくありません。

その点で、腎臓リハビリテーションは実際に、体の弱りがちな透析の患者さんの健康を保つうえでも、大きな役割を果たすようになっています。

例えば、宮城県仙台市の川平《かわだいら》内科では、２００８年より東北大学医学部と協力し、透析の患者さんに腎臓リハビリテーションを積極的に導入。１人ひとりの患者さんに合わせた運動メニューを提案して、成果を上げています。

人工透析には4～6時間かかります。その透析時間の前半のうちに、30～60分程度の腎臓リハビリテーションを行うのです。

通常、透析を進める結果として、透析中に血圧低下が引き起こされることがあります。急激な血圧低下は危険であるため避けなければなりませんが、腎臓リハビリテーションによって、この透析中の血圧の急激な低下が起こりにくくなります。

また、**腎臓リハビリテーションを行うことで血圧コントロールがうまくいき、降圧剤の量を減らせる患者さんもいる**のです。

筋力がアップし、日常の生活動作が快適にできるようになった人、抑うつ気分を解消し、心身ともに元気になった人もたくさんいらっしゃいます。

腎臓リハビリテーションを導入している現場の声

川平内科で患者さんの腎臓リハビリテーションの指導にあたっている、健康運動実践指導者の高橋《たかはし》亮《りょう》太郎《たろう》さんは次のように話しています。

《私たちのクリニックでは、高齢者の多い午前の透析患者さんのうち、およそ7割のかたが腎臓リハビリテーションに取り組んでいます。

基本となる運動メニューは、透析中に寝ながら行う「腎臓リハビリ運動」（ペダルこぎ）です。ゴムバンドを利用して「腎臓リハビリ筋トレ」なども行います。

透析は、短いかたで4時間、長いかたで6時間かかりますから、その前半の時間を利用して、筋力・体力アップのために有効活用することができます。

なかには、透析になってしまったことで、ショックを受けるかたも少なくありません。暗く沈み込み、精神的に不安定になるかたもいらっしゃるのです。

しかし、腎臓リハビリテーションで筋力・体力がつくと、肉体的にも精神的にもガラリと変わっていくケースが多く見られます。

通院時には家族に付き添われて車椅子で移動していたかたが、歩けるようになることがあります。また、趣味やスポーツ、例えば、社交ダンスやグラウンドゴルフを新たに始めるかたもいます。

元気になったおかげで、海外旅行に出かけたかたもいらっしゃいました（海外でも人工透析を受けていました）。

このように、腎臓リハビリテーションによって、患者さんは精神的にも落ち着き、前向きに透析に取り組めるようになります。

『嫌で嫌でしかたなかった透析日が楽しみになった』『透析中も、知り合いと会話する時間が増えた』という声も多く聞かれます。

透析というのは、もともと孤独な治療という側面がありますが、腎臓リハビリテー

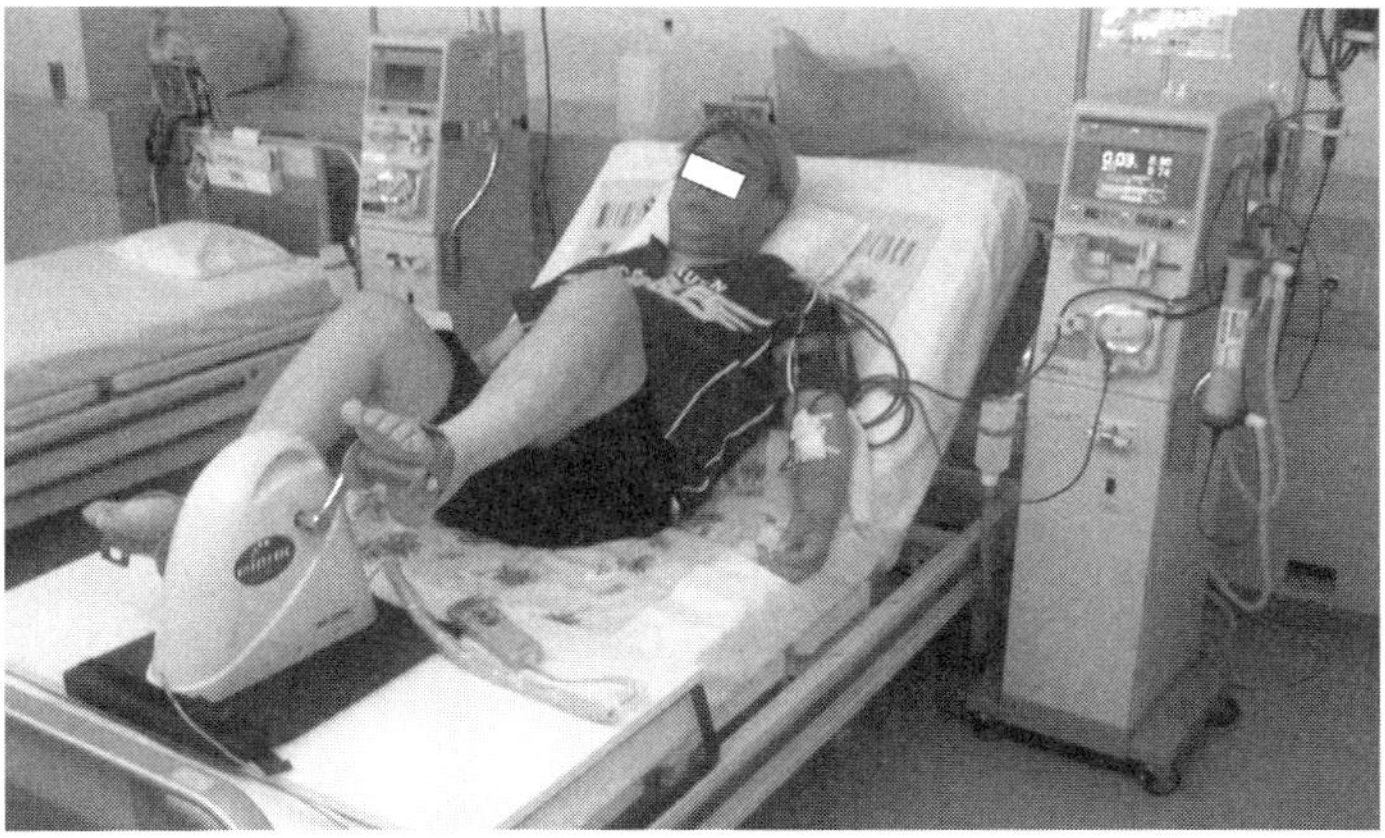

透析中に腎臓リハビリテーションに励む患者さん

ションは、患者さん同士の垣根を取り払ってくれます。

その意味で、腎臓リハビリテーションを導入する前と後では、私たちの病院の透析室の雰囲気もずいぶん変わったように感じます。

なにより、腎臓リハビリテーションは、患者さんが前向きに生きることを促してくれるところが魅力なのだと思います》

高橋さんの話からも、透析の患者さんにとって、腎臓リハビリテーションが非常に貴重な治療補助手段になっていることがわかります。

もちろん、透析の患者さんが運動を行う

際には、じゅうぶんな配慮と注意が必要です。必ず、担当医や指導スタッフとよく相談したうえで、腎臓リハビリテーションを始めることをお勧めします。

運動制限を信奉する医師に出会ったら

２０１６年4月から、慢性腎臓病の保存期の患者さんが、腎臓リハビリテーションの運動療法を行う場合、ｅＧＦＲ（推算糸球体ろ過量）が45mℓ／分／１・73㎡未満の糖《とう》尿《にょう》病《びょう》性《せい》腎《じん》症《しょう》（30ページ参照）に限って、**健康保険が適用されるようになりました**（文献９）。

ラットの実験を始めてから20年以上がたち、ようやく私たちの研究成果が、国の医療でも公式に認められる形となったのです。

２０１８年に出された糖尿病の治療ガイドラインでは、かつて「クレアチニン値が２・５mg／dℓ以上の人は運動禁止」だったものが、その記載がなくなり、「運動が推奨」されるようになっています（文献10）。

このように、ガイドラインというものは、最新の研究成果を反映して変わっていきます。

しかし、残念なことに、このような慢性腎臓病の腎臓リハビリテーションに関する劇的な変化は、まだ広く知られていません（文献11）。

多くの開業医において、最新版のガイドラインを見て、更新された治療方針をくまなくチェックしているケースは、それほどないといってよいでしょう。薬の使い方などに変化があれば、それらをチェックする程度が一般的なのです。

つまり、医師によっては、**かつての常識である「安静第一」を今でも信奉している可能性もあります。**

皆さんがそういう医師に出会い、「運動してはいけませんよ」といわれたら、本書を見せて、「こう変わりつつあるようですよ」とお話しください。

気後れなさるかもしれませんが、それは、ご自身の健康を守るため、ぜひとも必要なことなのです。

また、日本腎臓リハビリテーション学会のホームページ（https://jsrr.jimdo.com/）もご参照ください。そこに、腎臓リハビリテーションを行っている加盟病院（施設会員）のリストがあります。

もし、お近くに適当な病院がないというかたは、こちらの加盟病院に連絡を取ることもお勧めします。

では、いよいよ次章で、腎臓リハビリテーションのやり方を説明しましょう。

第3章

腎臓リハビリテーションのやり方

「腎臓リハビリ体操」のやり方

「東北大学式・腎臓リハビリテーション」の運動療法は、次の三本柱で構成されます。

①腎臓リハビリ体操
②腎臓リハビリ運動
③腎臓リハビリ筋トレ

まず、①の「腎臓リハビリ体操」をご紹介します。4パターンあり、いずれも1～2メッツ（Mets）程度の強度の運動です。

メッツとは、運動の強度を示す単位で、座って安静にしているときを1メッツとした場合、家の中での活動は、だいたい3メッツに相当します。

つまり、**腎臓リハビリ体操は、慢性腎臓病の患者さんにとって、安心して行える体操なのです。**

これまで安静第一で過ごしてきたかたの場合は、腎臓リハビリ体操で体を動かすことに少しずつ慣れていくといいでしょう。

4つの体操があり、それぞれ5~10回行うのを1セットとします。**1日3セットが目標**ですが、無理に行う必要はありません。**疲れてできない場合は、1日1セットでもいい**のです。慣れてきたら、少しずつ増やしていきましょう。

後述する②の「腎臓リハビリ運動」や、③の「腎臓リハビリ筋トレ」を行う前に、この腎臓リハビリ体操を行い、ウオーミングアップとするといいでしょう。

腎臓リハビリ体操を行うときの注意点は、次のとおりです。

ひ…広いスペースで

な…長く（1つの動きに10~15秒かけて）行う

ま…マイペースで

つ…「ツー」といいながら行う（息を吐くときに）

り…リラックスしてゆっくり

これらのポイントを、頭文字から**「ひなまつり」**と覚えておきましょう。

なお、腎臓リハビリテーションを新たに始めようというかたは、必ず、とりかかる前に主治医と相談し、ゴーサインをもらってから始めてください。

●腎臓リハビリ体操①「かかとの上げ下ろし」

❶両足をそろえて立つ

❷かかとを5秒かけてゆっくり上げて、5秒かけてゆっくり下ろす

❸②を5～10回くり返す

＊息を吐くときに、ツーといいながら行う

＊ふらつきやすい人は、イスの背や手すりにつかまって行う

●腎臓リハビリ体操②「足上げ」

❶イスの背や手すりにつかまって立つ

❷5秒かけて、片方の足をゆっくり前に上げる

❸5秒かけて、ひざをゆっくり曲げて上に上げる

❹足をゆっくり下ろし、後ろへ伸ばす
❺②〜④を5〜10回くり返す。反対の足も同様に行う
＊息を吐くときに、ツーといいながら行う

●腎臓リハビリ体操③「ばんざい」

❶足を肩幅に開いて立つ
❷5秒かけてゆっくり両腕を持ち上げ、腕を耳に近づけるように伸ばす
❸5秒かけてゆっくり両腕を下ろす
❹②〜③を5〜10回くり返す
＊息を吐くときに、ツーといいながら行う

●腎臓リハビリ体操④「中腰までのスクワット」

❶腰に手を当てて、足は肩幅に開いて立つ
❷5秒かけて、軽くひざを曲げて腰を落とす。ひざがつま先よりあまり前に出ないよう注意する

腎臓リハビリ体操①
かかとの上げ下ろし

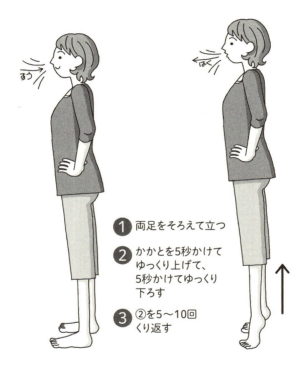

1. 両足をそろえて立つ
2. かかとを5秒かけてゆっくり上げて、5秒かけてゆっくり下ろす
3. ②を5～10回くり返す

*息を吐くときに、ツーといいながら行う
*ふらつきやすい人は、イスの背や手すりにつかまって行う

腎臓リハビリ体操②
足上げ

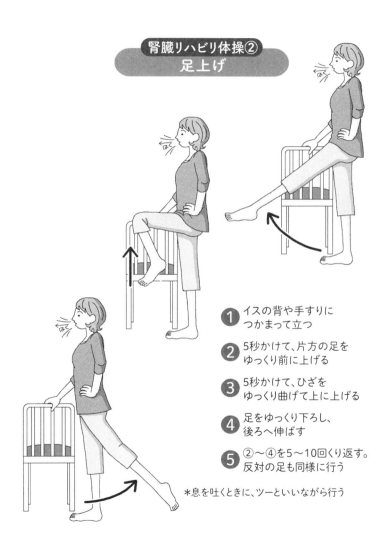

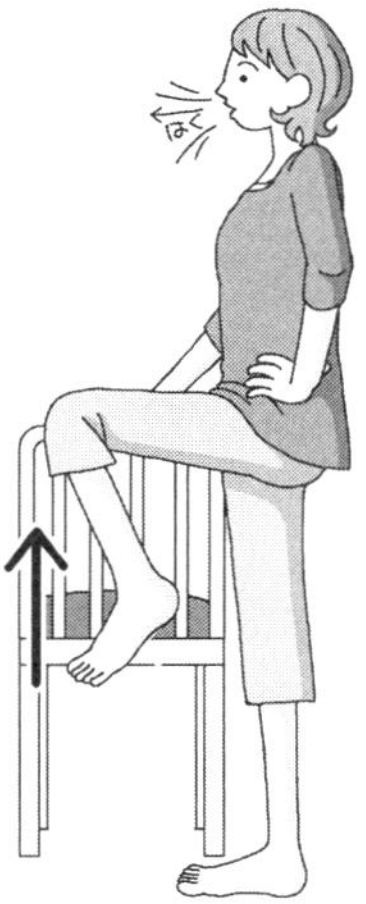

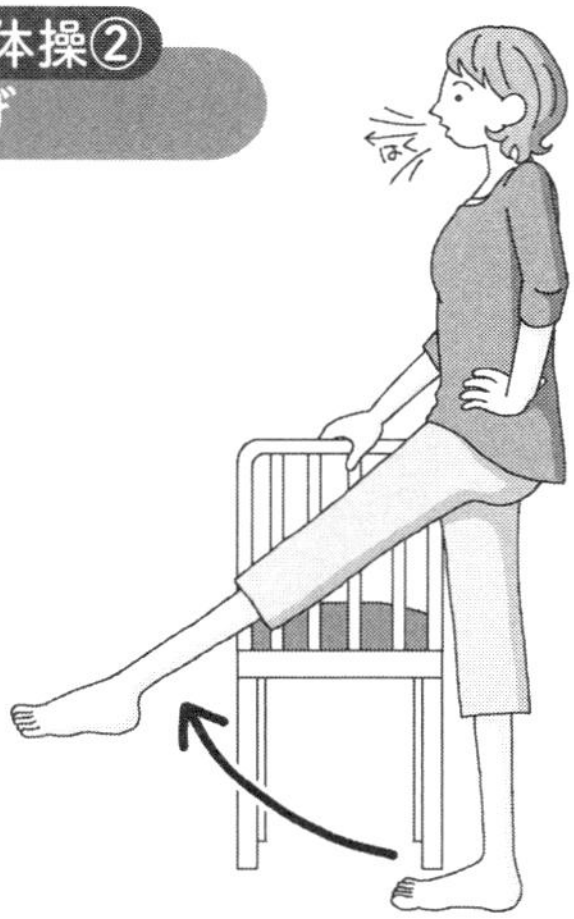

1. イスの背や手すりに
つかまって立つ
2. 5秒かけて、片方の足を
ゆっくり前に上げる
3. 5秒かけて、ひざを
ゆっくり曲げて上に上げる
4. 足をゆっくり下ろし、
後ろへ伸ばす
5. ②〜④を5〜10回くり返す。
反対の足も同様に行う

＊息を吐くときに、ツーといいながら行う

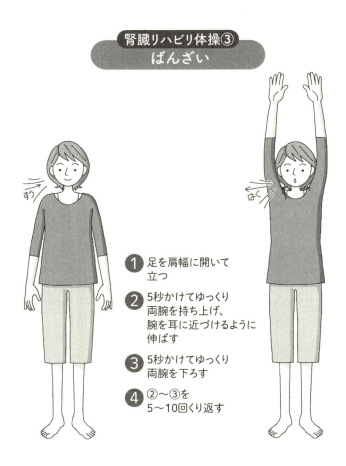

腎臓リハビリ体操③
ばんざい

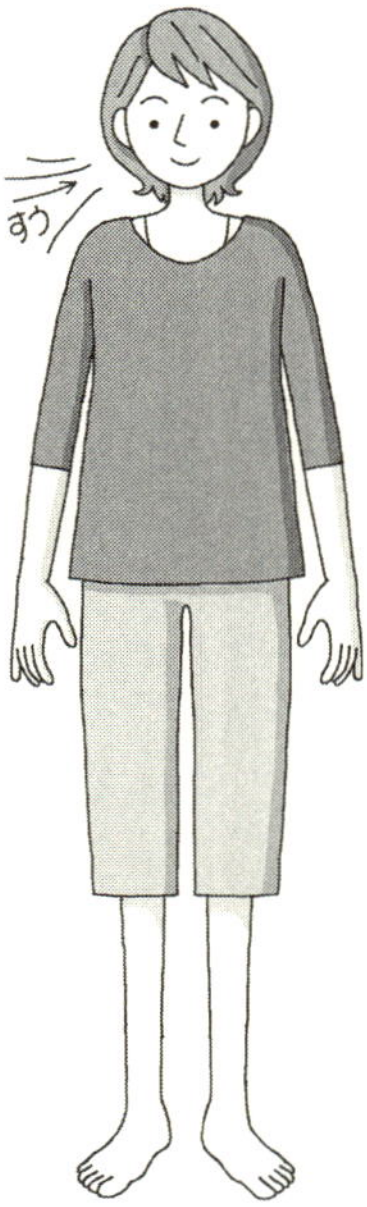

1. 足を肩幅に開いて立つ
2. 5秒かけてゆっくり両腕を持ち上げ、腕を耳に近づけるように伸ばす
3. 5秒かけてゆっくり両腕を下ろす
4. ②〜③を5〜10回くり返す

＊息を吐くときに、ツーといいながら行う

腎臓リハビリ体操④
中腰までのスクワット

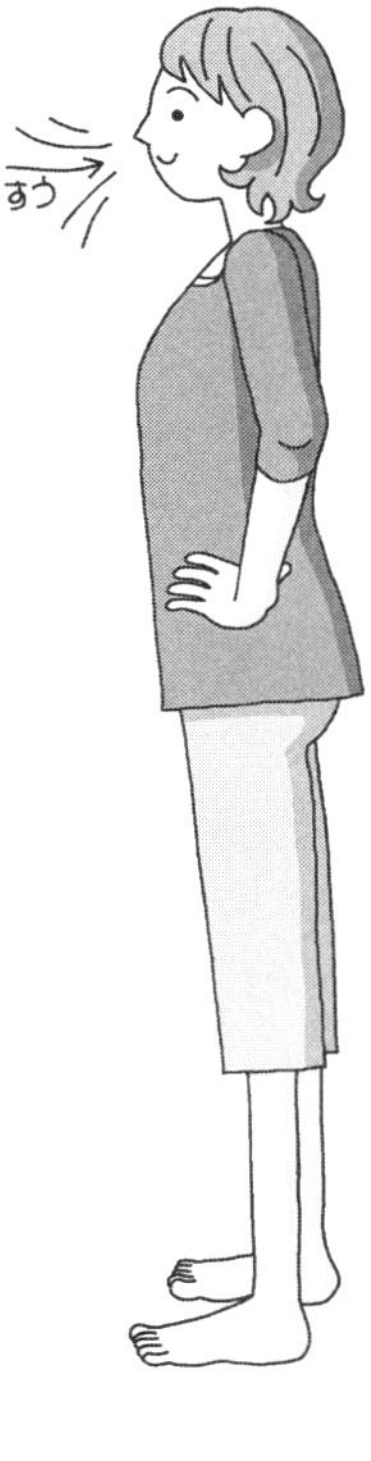

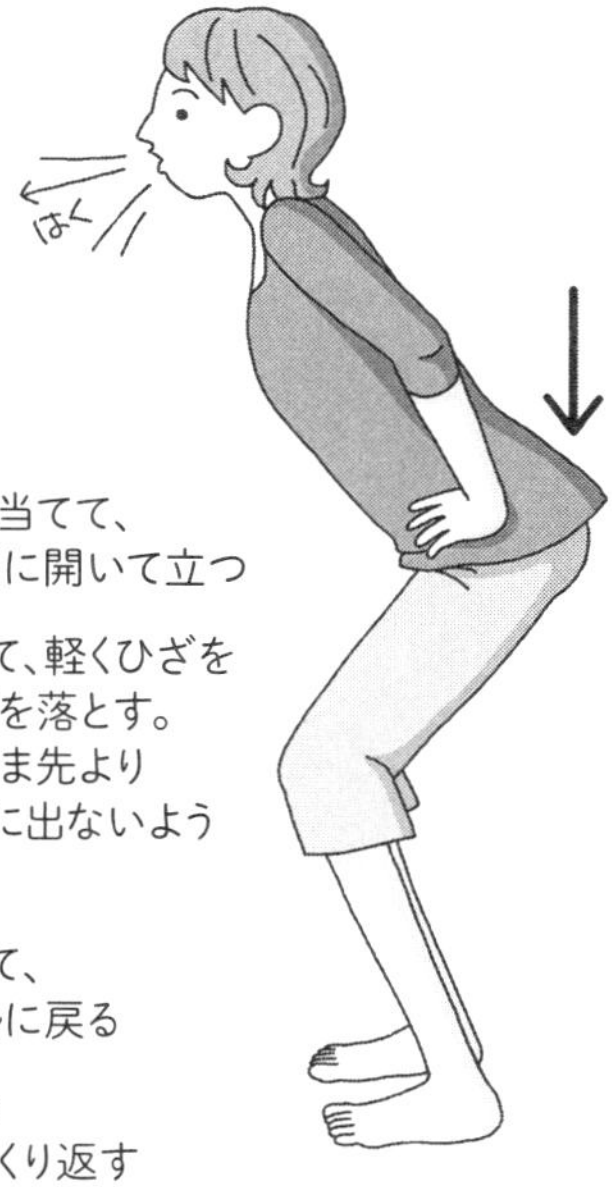

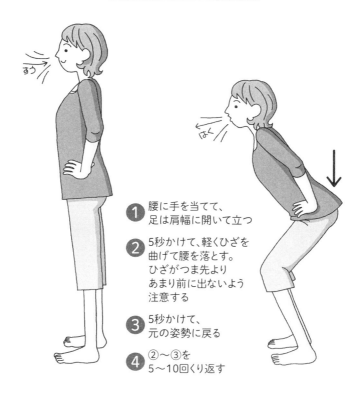

1. 腰に手を当てて、足は肩幅に開いて立つ
2. 5秒かけて、軽くひざを曲げて腰を落とす。ひざがつま先よりあまり前に出ないよう注意する
3. 5秒かけて、元の姿勢に戻る
4. ②～③を5～10回くり返す

＊息を吐くときに、ツーといいながら行う
＊ふらつきやすい人は、イスの背や手すりにつかまって行う

❸5秒かけて、元の姿勢に戻る
❹②〜③を5〜10回くり返す
＊息を吐くときに、ツーといいながら行う
＊ふらつきやすい人は、イスの背や手すりにつかまって行う

「腎臓リハビリ運動」のやり方

次に、②の「腎臓リハビリ運動」のやり方をご紹介します。メインとなるのは、有酸素運動であるウオーキングです。

ポイントをいくつか、示しておきましょう。

・あごを引く
・正面を見て視線を遠くに
・肩の力を抜く
・背すじを伸ばす

・胸を張る
・腕を前後に大きく振る
・足を伸ばす
・歩幅はできるだけ広く取る
・かかとで着地し、つま先でけり出す

ウオーキングは、疲れがたまらない程度に、1日20〜60分を週に3〜5度行います。新たに始める際には、必ず主治医に相談しましょう。

強度が強くなりすぎると、有酸素運動よりも無酸素運動の比率が高くなり、運動の効用を得にくくなります。

なお、足元に自信がなく、ふらついて転倒しそうなかたには、ウオーキングの代わりにペダルこぎ（エルゴメータ）で代用しましょう。体力があるかたは、サイクリングやエアロバイクで代用してもかまいません。

軽運動かどうかは、その運動をどのくらい「きつい」と感じているか、という本人の感覚が材料となります。

1つの目安として、ボルグの運動スケールというものがあります。腎臓リハビリ運動では、その値が11（らくにできる）〜13（ややきつい）の間で行うのを理想としています。

もう少し具体的に、数字としての目安をお望みのかたは、**運動中の心拍数が、推定最大心拍数（220から年齢を引いたもの）の60%くらいになる程度の強さで運動するのが理想的**です。

例えば、54歳の場合は、（220－54）×0・6＝約100拍／分となります。

不整脈でない限り、心拍数と脈拍数は同じですから、脈拍数が100回程度の強さの散歩を行えばよいということになります。

とはいえ、運動しながら、脈拍を測るのは難しいかもしれません。

その場合は、運動直後10秒以内に脈を測り、「15秒間の脈拍数×4＋10」で、運動中の心拍数を推定します。

最近は、運動中に脈拍数を測定できる腕時計もあります。比較的に安価で手に入りますから、そうしたグッズを活用してもいいでしょう。

いずれにしても、息切れするほど、がんばる必要はありません。無理をすると、か

腎臓リハビリ運動
ウオーキング

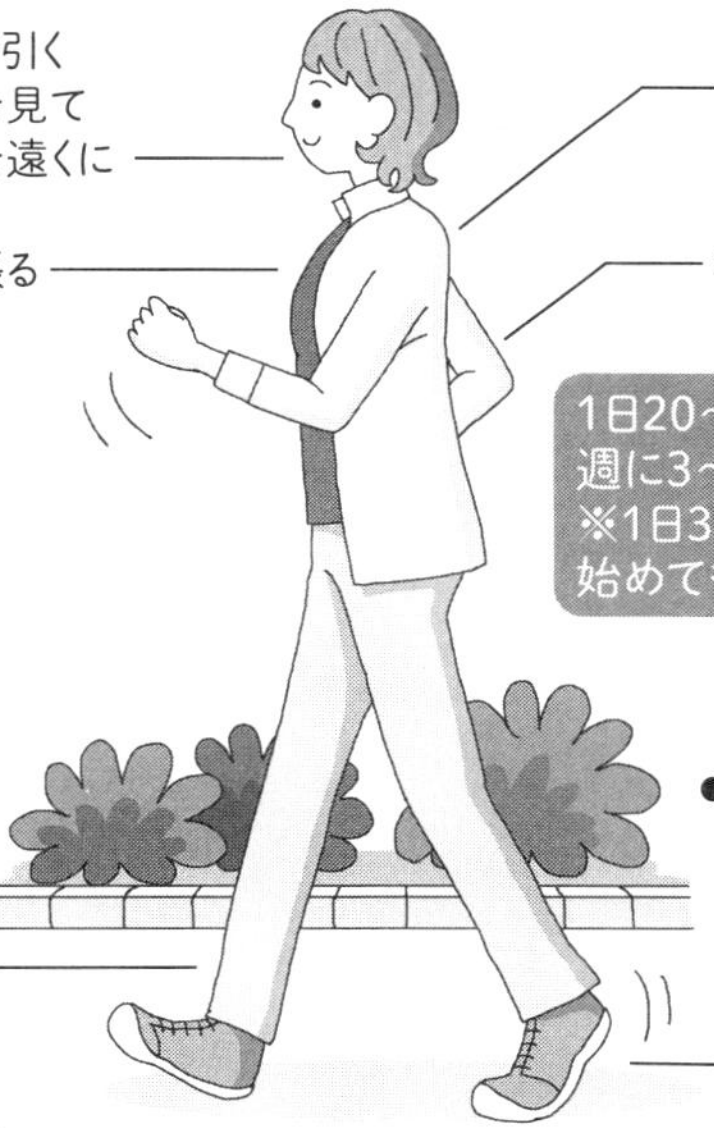
●あごを引く
●正面を見て
視線を遠くに
●胸を張る
●肩の力を抜く
●背すじを伸ばす
●腕を前後に大きく振る
1日20～60分を
週に3～5度行うのが目安
※1日3～5分から
始めてもよい
●かかとで着地し、
つま先でけり出す
●足を伸ばす
●歩幅はできるだけ広く取る

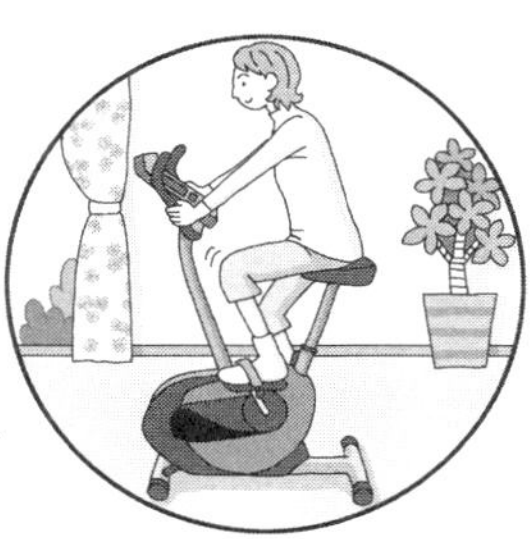
サイクリングやエアロバイク、
ペダルこぎ（エルゴメータ）で
代用してもOK

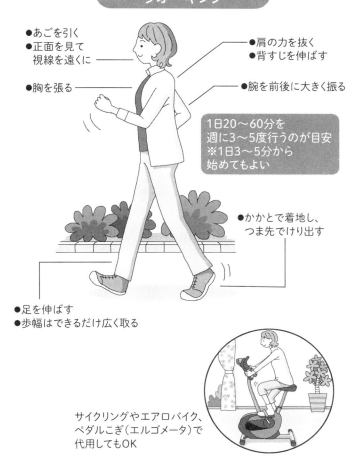

えって腎臓の血流を低下させ、腎機能を損なうおそれがあります。

長い時間歩くのがつらいかたは、**1回3〜5分程度の軽い散歩を数回に分けて行うことから始めてもかまいません。**

体が慣れてきたら、徐々にその時間を延ばしたり、回数を増やしたりしましょう。

ただし、慣れてきた場合も、歩くスピードを上げたり、険しい坂道をコースに取り入れたり、といった運動の変更はお勧めできません。

それらは、運動強度が上がるので、腎臓によけいな負担がかかるおそれがあるからです。

もう少し負荷をかけたいと感じるかたは、**スピードを上げるのではなく、運動時間や運動回数、運動日数を増やす**ことをお勧めします。

また、登山などの「ややきつい」運動になる可能性のあるスポーツをするときも、主治医に相談しましょう。

もちろん、体調がすぐれない日は、無理せず休んでください。

運動前や運動中などに、こまめな水分補給も忘れずに。頭痛、胸痛、冷や汗、脱力感などがあれば、ただちに運動をやめ、主治医に相談してください。

「腎臓リハビリ筋トレ」のやり方

最後に、③の「腎臓リハビリ筋トレ」のやり方をご紹介します。

「片足立ち」「スクワット」「お尻上げ」「ひざ胸突き」の4種類です。**週に2〜3度、いずれか1種類を行うだけでじゅうぶん**です。

もし、**2〜3日連続して行いたい場合は、同じ部位の運動を連続して行わないように注意**します。

筋肉は、負荷をかけることによって、筋線維がダメージを受け、それが修復される過程で太く強くなっていきます。

筋肉を強くするには、ダメージと修復の時間をくり返すことが重要で、筋肉の修復には24時間かかるとされています。同じ部位の運動を毎日続けて行うと、修復の時間が与えられず、かえって筋肉が破壊され、逆効果になるおそれがあるからです。

また、筋トレにおいては、筋肉に力を入れるときに息を吐き、ゆるめるときに息を吸うのが原則です。力んで息を止めると、血圧上昇を招くので注意してください。

●腎臓リハビリ筋トレ①「片足立ち」

❶イスの背や手すりにつかまり、胸を張って立つ

❷片方の足を太ももが床と平行になるくらい上げて、1分間キープする。反対の足も同様に行う

＊以上を1セットとして、1日3セット行う

＊呼吸は自然に続けながら行う

●腎臓リハビリ筋トレ②「スクワット」

❶肩幅より少し広く足を開き、両手を頭の後ろで組んで、背すじを伸ばす

❷息を吐きながら3～5秒かけて、ひざをゆっくり曲げて腰を落とす。ひざがつま先よりあまり前に出ないよう注意する

❸息を吸いながら3～5秒かけて、ひざを伸ばして元の姿勢に戻る

❹②～③を5～10回くり返す

＊以上を1セットとして、1日3セット行う

＊腰を落とす際は、あまりきつくならない範囲で行う
＊ふらつきやすい人は、イスの背や手すりにつかまって行う

●腎臓リハビリ筋トレ③「お尻上げ」

❶あおむけになり、両ひざをそろえて、ひざを立てる
❷息を吐きながら3～5秒かけて、お尻をゆっくり上げて5～10秒静止する
❸息を吸いながら3～5秒かけて、お尻をゆっくり戻す
❹②～③を5～10回くり返す
＊以上を1セットとして、1日3セット行う
＊太ももには力を入れず、お尻に力を入れて腰を引き上げるとよい

●腎臓リハビリ筋トレ④「ひざ胸突き」

❶両足を伸ばして床に座り、両腕を支えにして体をやや後方に倒す
❷①の姿勢から片方の足を浮かせる
❸息を吐きながら3～5秒かけて、浮かせた足を胸にゆっくり引きつけ、1秒静

腎臓リハビリ筋トレ①
片足立ち

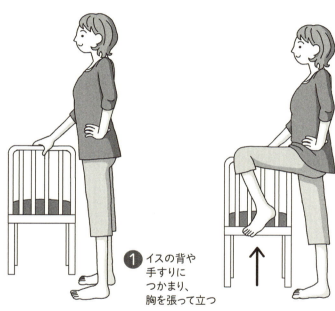

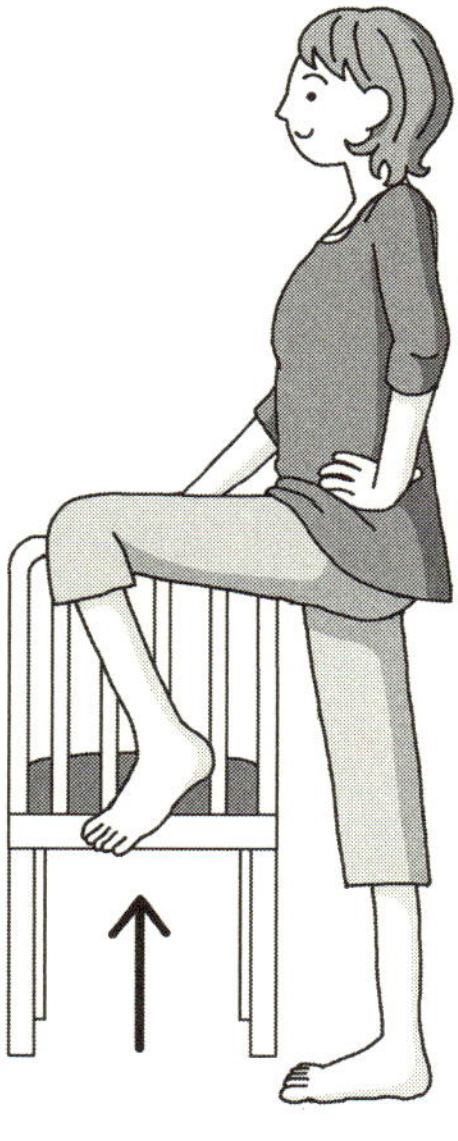

1. イスの背や
手すりに
つかまり、
胸を張って立つ

2. 片方の足を太ももが
床と平行になるくらい上げて、
1分間キープする。
反対の足も同様に行う

*以上を1セットとして、1日3セット行う
*呼吸は自然に続けながら行う

腎臓リハビリ筋トレ②
スクワット

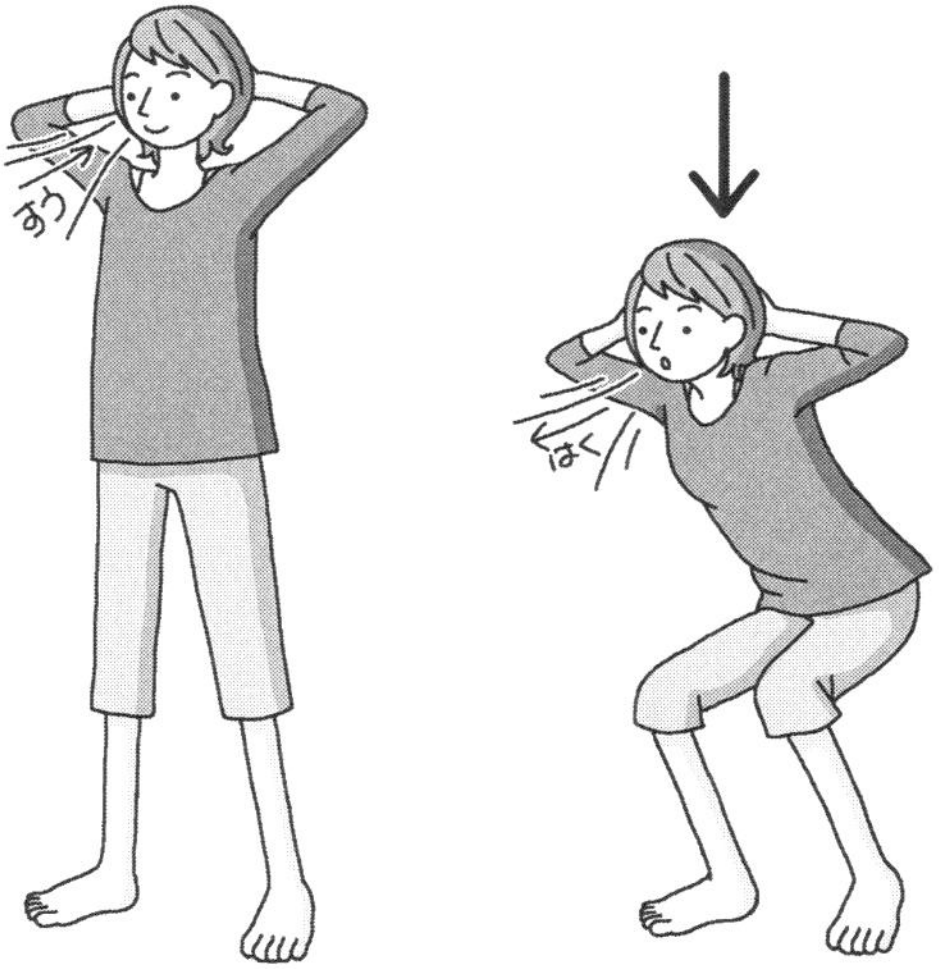

1. 肩幅より少し広く足を開き、両手を頭の後ろで組んで、背すじを伸ばす
2. 息を吐きながら3〜5秒かけて、ひざをゆっくり曲げて腰を落とす。ひざがつま先よりあまり前に出ないよう注意する
3. 息を吸いながら3〜5秒かけて、ひざを伸ばして元の姿勢に戻る
4. ②〜③を5〜10回くり返す

*以上を1セットとして、1日3セット行う
*腰を落とす際は、あまりきつくならない範囲で行う
*ふらつきやすい人は、イスの背や手すりにつかまって行う

腎臓リハビリ筋トレ③
お尻上げ

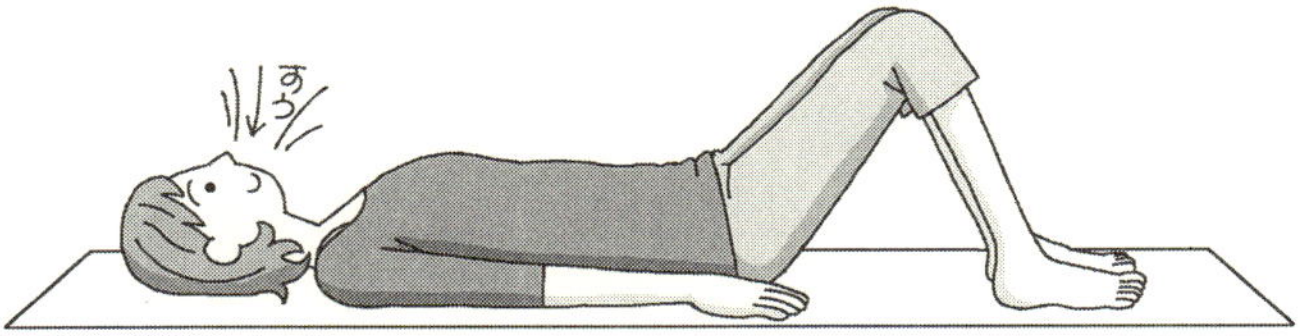

1 あおむけになり、両ひざをそろえて、ひざを立てる

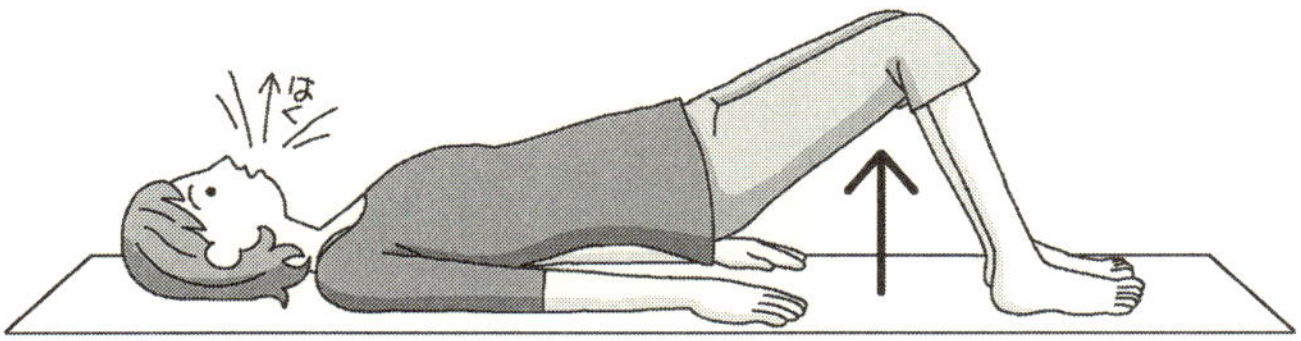

2 息を吐きながら3～5秒かけて、
お尻をゆっくり上げて5～10秒静止する

3 息を吸いながら3～5秒かけて、
お尻をゆっくり戻す

4 ②～③を5～10回くり返す

＊以上を1セットとして、1日3セット行う
＊太ももには力を入れず、お尻に力を入れて
腰を引き上げるとよい

腎臓リハビリ筋トレ④
ひざ胸突き

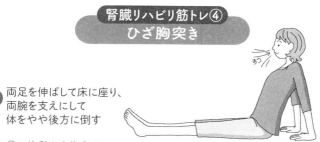

❶ 両足を伸ばして床に座り、両腕を支えにして体をやや後方に倒す

❷ ①の姿勢から片方の足を浮かせる

❸ 息を吐きながら3～5秒かけて、浮かせた足を胸にゆっくり引きつけ、1秒静止する

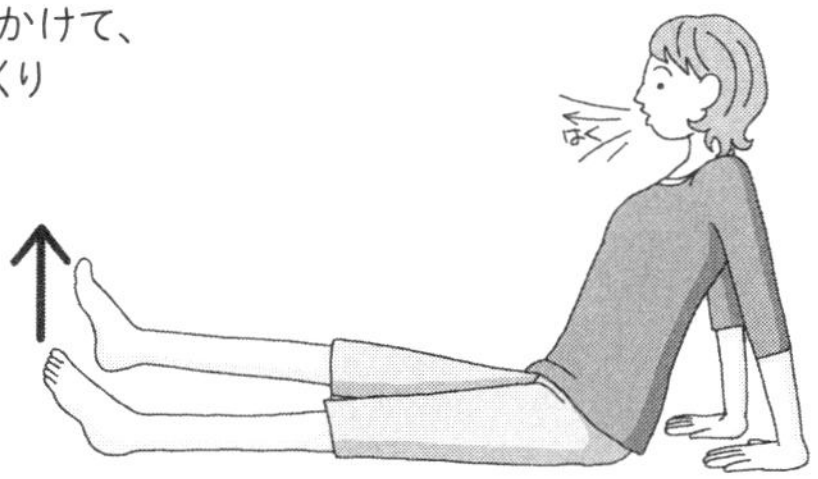

❹ 息を吸いながら3～5秒かけて、その足を前にゆっくり伸ばして元に戻す。反対の足も同様に行う

❺ ②～④を5～10回くり返す

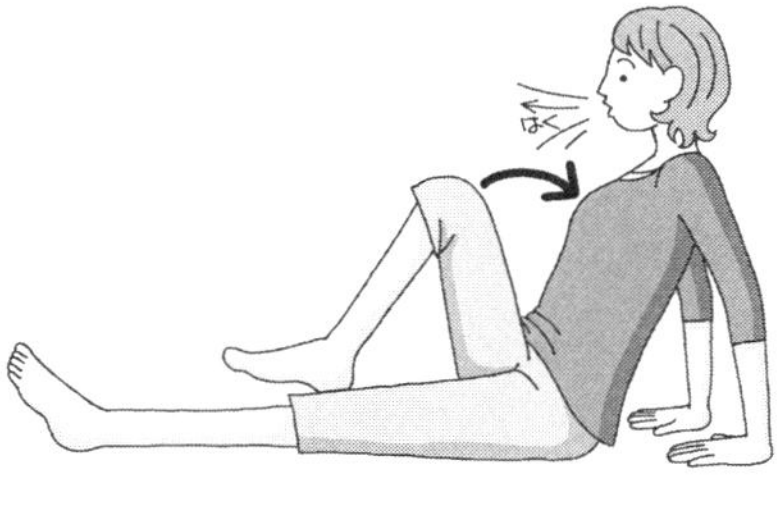

＊以上を1セットとして、1日3セット行う
＊おなかに力を入れて、ひざを引き上げるとよい

止する

❹息を吸いながら3～5秒かけて、その足を前にゆっくり伸ばして元に戻す。反対の足も同様に行う

❺②～④を5～10回くり返す

＊以上を1セットとして、1日3セット行う

＊おなかに力を入れて、ひざを引き上げるとよい

行う時間帯や組み合わせについて

腎臓リハビリテーションのポイントを、いくつか挙げておきましょう。

●行う時間帯について

腎臓リハビリ体操は、1日3セットが目標です。

そのため、**朝昼晩に行うのが理想的**ですが、最初から1日3セットを強制にすると、つらく感じるかたもいらっしゃるかもしれません。

そうしたときは、前述したように1日1セットから始めましょう。その1セットは、ご自分の都合のよい時間帯に行ってください。

腎臓リハビリテーションで、最も重要なのは「続ける」ことです。

これは、腎臓リハビリ運動及び、腎臓リハビリ筋トレにも当てはまる原則です。

ウオーキングは、「朝のさわやかな空気を吸いながら行うほうが気持ちいい」「夕映えの景色を眺めながら歩くのが楽しい」といった好みもあるでしょう。

筋トレは、「終わったら汗を流せるように、入浴前がいい」「入浴後、体がほぐれてからのほうが動きやすい」など、時間帯の選び方で多少の違いがあります。

「自分にはこれが合っているな」と思う時間帯を探してください。

●リハビリの組み合わせについて

目安としては、腎臓リハビリ運動（ウオーキング）が週3〜5度、腎臓リハビリ筋トレが週2〜3度（いずれか1種目）ですから、例えば、スクワットと片足立ちを行う場合、次のような組み合わせが考えられます。

月　ウオーキング&片足立ち
火　ウオーキング
水　スクワット
木　ウオーキング
金　片足立ち
土　ウオーキング
日　ウオーキング&スクワット

筋トレは同じ種目を続けて行わないことが原則です。

筋トレの種類を増やしたい場合は、例えば、筋トレを行っていない火曜日、木曜日、土曜日に別の筋トレを行ったり、片足立ちやスクワットと同じ日に、ほかの種目も行ったりするなど、バリエーションはいろいろと考えられます。

都合や体力に合わせて、無理のないスケジュールを組みましょう。

「4種類もできそうにない」「体力的に自信がない」というかたは、**4種類のうち、片足立ちかスクワットのどちらか、もしくはこの2種目から始める**とよいでしょう。

リハビリテーションをする際の注意点

残念ながら、腎臓リハビリテーションをすぐにはお勧めできない人もいます。

まず、生活習慣病の数値が高いかたです。

「高血圧で最大血圧が180㎜Hg以上」

「糖尿病で空腹時血糖値が250㎎／㎗以上」

に該当するかたは、まず薬物療法や食事療法によって、数値をこれらよりも下げる必要があります。

そのほか、腎臓リハビリテーションのできない症状は、次のようなかたたちです。

- 急性腎炎（35ページ参照）
- ネフローゼ症候群《しょうこうぐん》（37ページ参照）
- 心不全や狭心症などの心臓病で症状が安定しない人
- 急激に腎機能が悪化している慢性腎臓病

心不全や狭心症などの心臓病があると、運動が負担となることがありますから、注意が必要です。また、急激に腎機能が悪化している慢性腎臓病のかたは、その原因を探って治療することが先決です。

しかし、急性腎炎やネフローゼ症候群のかたの割合は、腎臓病の全患者さんの中では多くありません。いいかえれば、**腎臓病のかたのほとんどに、腎臓リハビリテーションが勧められる**ことになります。

いずれにせよ、安静第一だったかたが、腎臓リハビリテーションを始めようと思ったら、自分の病態で運動をしてもいいかどうか、必ず主治医に相談しましょう。

慢性腎臓病の患者さんは運動能力に個人差が大きいので、具体的な運動をどこまで行うかは、実際に行いながら調節してください。

すでに人工透析（腎臓の機能を人工的に代替する治療）をしている患者さんが腎臓リハビリテーションを行う際にも、いくつか注意点があります。

透析中の腎臓リハビリ運動（ペダルこぎなど）は、透析時間の前半のうちに行うこ

とが原則となっています（84ページの川平《かわだいら》内科での導入例も同様）。

また、透析によって疲弊してしまうかたは、腎臓リハビリ筋トレやウオーキングは、非透析日に行うといいでしょう。

内容（回数や頻度）については、保存期の患者さんと同じでかまいません。原則は、「無理をしない」「息の上がるような運動はしない」となります。

腎臓リハビリテーションを続けることで、筋力・体力に自信がついてきたかたは、透析日にも筋トレなどを加えてもいいでしょう。

ただし、**透析直後の運動は禁止**です。

なかには、腎臓リハビリテーションを続けた結果、透析前に、病院内のトレーニングルームで筋トレやトレッドミルなどを行ってから透析治療を受ける、という強者もいらっしゃいます。

それくらい運動ができるようになったかたは、たいてい各検査の数値もいい状態でキープできています。文字どおり、健常な人と同じように暮らすことが可能になっているのです。

多くの透析患者さんに、そのレベルを目指していただきたいと思います。

腎臓リハビリテーションが生活の一部になるために

せっかくの体によい腎臓リハビリテーションも、続けられなければ効果が期待できません。

そこで、私が患者さんのリハビリテーションに長年かかわってきた経験から得た、「継続のコツ」をご紹介しましょう。

①がんばりすぎない
②思い立ったらすぐに行う
③記録を取る
④仲間を作る

まずは、最初からがんばりすぎないようにしましょう。

初めは歩くのが数分だったとしても、それを1週間続けると、次の週には、先週と同じ数分間が少し楽になっているはずです。そうしたら、また歩く量を少し増やすといった調子で、できることを少しずつ増やしていきましょう。

ウオーキングといっても、そのための時間を必ず確保しなければならないというものではありません。

例えば、仕事をしているかたなら、職場への行き帰りや、駅やビル内の階段の上り下りなどがウオーキングの代わりになります。

買い物に毎日出かけることも、歩いている時間として換算することができます。それを差し引いた時間を、ウオーキングで歩けばいいのです。

次に、思い立ったらすぐに行うことも大事です。

特に、腎臓リハビリ筋トレには、この原則があてはまります。

心理学的には、**私たちの〝やる気〟というものは20秒しか続かない**といわれています。だからこそ、やる気になったとき、迷わず体を動かしてほしいのです。

その際、楽しみながら行うことも意識してください。

できれば、景色のよいところを歩いたり、好きな音楽を聴きながらウオーキングしたりしましょう。歩く際に自分なりの楽しみを見つけることを目指してください。

そして、記録を取りましょう。**万歩計を使うだけで、歩く歩数が1日1000歩増える**といわれています。記録することは、私たちを励まし、腎臓リハビリテーションを続ける動機づけにもなります。

本書の巻末に、**「腎臓リハビリテーション記録表」**をつけました。体重、血圧、各体操、筋トレ、1日の歩数などが書き込めるようになっています。コピーを取り、壁などに貼って、毎日記録を取りましょう。腎臓リハビリテーションの習慣化だけではなく、体調管理にも役立つはずです。

この記録表にある「今日のひとこと」の欄は、日記のようなメモのほかに、『今日あった、いいこと』を書いてみましょう」と患者さんに勧めることがあります。すると、「上月先生、いいことなんて毎日ありません」と答えるかたがいます。

そんなときは、「ないと思っても、探してみると、けっこうあるものですよ。そうやって続けていくと、いいことを探すのが楽しくなりますし、よかった出来事を寝る前に思い返す習慣をつけると、安眠効果もありますよ」とお話ししています。

最後のコツは、仲間を作ることです。

例えば、記録を取ったら、ご家族や周りの人に見せて、がんばったことを褒めても

腎臓リハビリテーションを継続するコツ

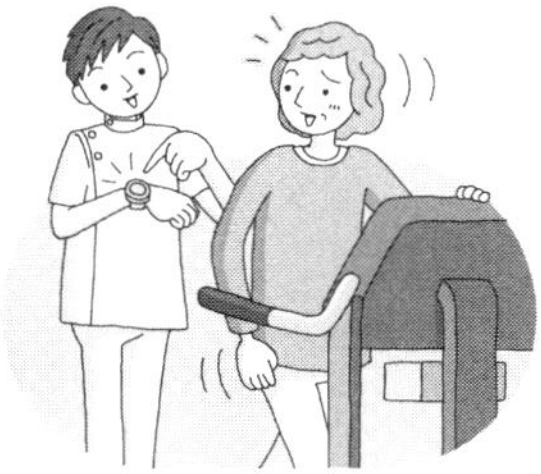

❶ がんばりすぎない

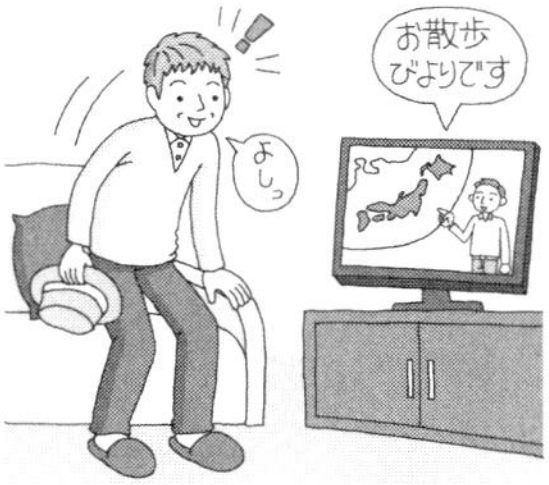

❷ 思い立ったらすぐに行う

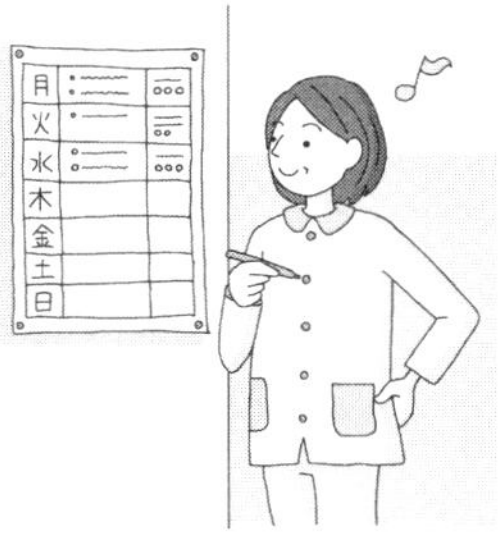

❸ 記録を取る

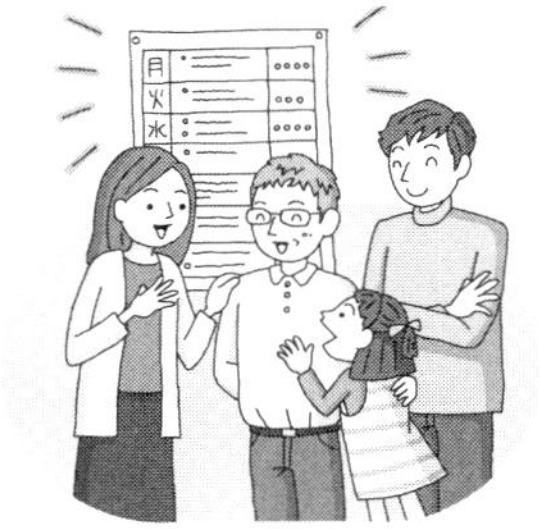

❹ 仲間を作る

らいましょう。それが、腎臓リハビリテーションを続ける大きな励みとなります。「腎臓リハビリ、がんばってね」と患者さんを励ますだけでは、あまり効果的ではありません。**「よくがんばったね」という言葉が必要**なのです。ご家族も、ぜひ患者さんのお気持ちをくんであげてください。

続けていくうちに、腎臓リハビリテーションがあなたの生活のごく自然な一部となっていく――。それが目標です。

次章では、食事や薬の話など、ライフスタイルで気をつける点を、Q＆A方式でお伝えしていきます。

第4章

腎機能をアップさせる生活Q&A

Q 食事療法で意識すべきことは？

A 食事療法の基本は、次の３つになります（具体的な目安は後述します）。

❶減塩　↓　できるだけ基準値内に摂取制限
❷タンパク質　↓　摂取不足にならないようにしながら制限
❸エネルギー　↓　適切な量を確保

いずれにせよ、食事療法は患者さんの年齢、性別、病状やステージ、合併している病気の種類などによって、内容が違ってきます。

そのため、必ず主治医や管理栄養士の指導のもとに行いましょう。

各ステージを通じて、第一に取り組まなければならないのが、減塩です。

塩分を摂りすぎると、体内の塩分濃度が過剰となり、それを排出させるために、腎臓の糸球体《しきゅうたい》や尿細管《にょうさいかん》に過剰な負担をかけます。また、高血圧を引き起こし、腎機能の低下を早める原因となります。

1日の食塩摂取量は6g未満に抑えるのが理想的です。

とはいえ、塩分を減らすだけでは、食事が味気なくなるばかりです。いくつかアイデアを挙げますので、ぜひお試しください。

●食材そのものの旨味を活かす

新鮮な食材には、その素材自体に旨味があります。調味料はほどほどにし、素材そのものが持つ味を楽しみましょう。

温かいものは温かいうちに、冷たいものは冷たいうちに食べるのがお勧めです。適温であれば、よりおいしく味わえるはずです。

●だしを効かせる

だしを効かせて旨味を出すと、減塩でも料理をおいしくいただくことができます。ただし、顆粒《かりゅう》だしなどのインスタント食品には塩分が含まれているものが多いので、注意が必要です。

●香辛料や香味野菜を利用する

コショウ、わさび、からし、カレー粉、山椒《さんしょう》、唐辛子などの香辛料や、みつば、ねぎ、みょうが、しそ、しょうが、春菊などの香味野菜を利用しましょう。

また、レモンやゆずの果汁、酢などの酸味も上手に利用すると減塩できます。

●減塩調味料を利用する

治療用特殊食品として、しょうゆやソース、みそなどの減塩調味料が販売されています。一般食品の調味料の代わりに利用するのもよいでしょう。

ただし、減塩調味料は、ナトリウムの代わりに塩化カリウムを多く含むことがあるため、注意が必要です。慢性腎臓病のかたは、カリウムを考慮した減塩調味料を選択すると安心です。

なお、薄口しょうゆというのは、色が薄い（淡い）ことから薄口といわれます。食塩含有量は濃口よりも多いので注意しましょう。

●加工食品を頻繁に利用しない

加工食品、インスタント食品、レトルト食品などは使い勝手がよいため、つい頻繁に利用してしまいがちです。しかし、これらの食品は一般的に、塩分が多く含まれているため、使用する頻度や量に注意しましょう。

●味つけは調理後に行う

肉や魚、野菜類などを、ゆでたり焼いたりするときには、調味料で下味をつけないようにします。調理後、料理の表面に味つけ（塩ふり）をすることで、味が感じやすくなり、結果的に、塩分を抑えることができます。

Q タンパク質を減らす際の注意点は？

A タンパク質は、体の中で代謝されて尿素窒素《にょうそちっそ》に分解されます。タンパク質を摂りすぎると、尿素窒素が過剰となり、それを排出するために、腎臓の糸球体に過剰な負担がかかります。

また、腎機能が低下すると、増加した老廃物が体内に蓄積し、尿毒症を引き起こします。タンパク質の過剰摂取には注意が必要です。

タンパク質を制限するときの目安は、次のような数値になります。

●ステージ1・2 ↓ 過剰な摂取をしない
●ステージ3a ↓ 標準体重kgあたり0・8〜1・0g/日
●ステージ3b・4・5 ↓ 標準体重kgあたり0・6〜0・8g/日

なお、標準体重は、身長（m）×身長（m）×22として算出します。

例えば、ステージ3aで標準体重が50kgのかたであれば、タンパク質の摂取目安は1日40〜50gとなります。

ただし、小児の慢性腎臓病の場合は、成長のことも考え、基本的にはタンパク質の制限を行いません。

タンパク質を制限する際のポイントは、**「良質のタンパク質を摂取する」「タンパク質の減らしすぎにも注意する」**の2つです。

タンパク質は、体を構成する重要な栄養素でもあります。制限を行ううえでも、必要量は確保しなければなりません。

同じ量のタンパク質でも、タンパク質の質が悪ければ、老廃物となって体内に蓄積されます。一方、質がよければ、効率よく体の構成成分となります。

食事療法の基準

ステージ	エネルギー（kcal/標準体重/日）	タンパク質（g/標準体重/日）	食塩（g/日）	カリウム（mg/日）
ステージ1（eGFR90以上）	25～35kcal	過剰摂取をしない	3g以上6g未満	制限なし
ステージ2（eGFR60～89）				
ステージ3a（eGFR45～59）		0.8～1.0g		
ステージ3b（eGFR30～44）		0.6～0.8g		2,000mg以下
ステージ4（eGFR15～29）				1,500mg以下
ステージ5（eGFR15未満）				

※「標準体重」は身長（m）×身長（m）×22で計算したものを用いる

つまり、タンパク質の制限を行う際には、タンパク質を単に控えるだけでなく、限られた量の中でも、できるだけ「良質なタンパク質」(肉・魚・卵・牛乳・乳製品類など)を選ぶことが重要です。

人体の構成のために必要なアミノ酸は20種類ほどありますが、その中でロイシン、イソロイシン、フェニルアラニン、トリプトファン、バリン、メチオニン、リジン、スレオニン、ヒスチジンの9種類は、体内でつくることができません。

そのため、食品からの摂取が不可欠となります。これらのアミノ酸を「必須アミノ酸」といいます。

この9種類の必須アミノ酸のバランスを数値化したものが、アミノ酸スコアです。その数値が100に近いほど、良質なタンパク質とされています。

一般的には、アミノ酸スコアの高い食品は、肉や魚、卵、牛乳などの動物性食品に多く、肉や魚などの動物性タンパク質と比較すると、米や小麦などに含まれる植物性タンパク質はアミノ酸スコアが低い傾向があります。

できるだけ、アミノ酸スコアの高い食品を選ぶようにしましょう。

ポイントの2つめです。

タンパク質は、ただ減らせばいいというものではありません。食事全体のエネルギーを保ちつつ、タンパク質を減らすことが大切です。

腎臓への負担を軽減するために、タンパク質を制限すると、食事からのエネルギーが不足しやすくなります。最も避けるべきパターンは、食事制限によって食欲がなくなって、総消費カロリーが落ちることです。

すると、体が飢《き》餓《が》状態となり、体の一部である筋肉を分解し、不足分を補おうとします。つまり、**結果として、タンパク質をたくさん食べたのと同じ状態になり、腎臓を傷めることになる**のです。

そのため、タンパク質の不足分は、脂質と炭水化物で補うことが必要となります。

Q エネルギー不足を補うためにできることは？

A まず、1日の必要エネルギー量を知っておきましょう。

慢性腎臓病の食事療法ではステージ1～5で共通して、**標準体重kg×25～35kcal／日**

が目安となります。

これは、身体活動量が低いレベル（デスクワークが多い職業など）は25〜30㎉、身体活動量が普通のレベル（立ち仕事が多い職業など）は30〜35㎉、身体活動量が高いレベル（力仕事が多い職業など）は35㎉〜となります。

例えば、「身体活動レベルが普通」で、標準体重が50kgの人であれば、1日の必要エネルギー量は1500〜1750㎉を目安とします。

では、エネルギー量が足りなくなりそうな場合、それを補うために、どのような方法があるでしょうか。

例をいくつか挙げておきましょう。

- 1日3回、食事をきちんと食べる
- 1日1回は、油を使った料理を食べる（揚げ物、炒《いた》め物、ドレッシングあえなど）
- 市販の高エネルギー補助食品を活用する
- はるさめなどのでんぷん製品（でんぷん製品はタンパク質を含まない）を食べる

・菓子類や嗜好品《しこうひん》を補食や間食で食べる

卵を例にすると、ゆで卵では77kcalですが、油6gを使って、目玉焼きにすると、132kcalになります。油10g、牛乳20g、砂糖5gを加えて、スクランブルエッグにすると、202kcalになります。

このように調理法を変えることでも、摂取エネルギー量は大きく変化します。いろいろと工夫をしてみましょう。

Q 低タンパク食でお勧めの食材は？

A 最近では、多くの「低タンパク特殊食品」が市販されています。

それらの食品を活用することで、どうしても味気ないものになりがちな食事療法に、バリエーションをつけることができます。

特にお勧めしたいのは、**主食（ごはん、パン）を、市販の低タンパク特殊食品に置き換える**ことです。

「タンパク質95％カット」「タンパク質が1／50」など、さまざまな特殊食品が販売されていますが、種類が多いのはごはんです。そのほか、パンや麺などもあります。

タンパク質というと、肉や魚、卵や牛乳を思い浮かべるかたが多いでしょう。これらの食品には、確かに多くのタンパク質が含まれています。

しかし、あまり知られていませんが、**主食となる米や小麦粉にも多くのタンパク質が含まれている**のです。

- ごはん180g（茶わん1杯）→ エネルギー302kcal、タンパク質4・5g
- 食パン70g（6枚切り1枚）→ エネルギー185kcal、タンパク質6・5g
- ゆでうどん220g（1人前）→ エネルギー231kcal、タンパク質5・7g
- 卵60g（Mサイズ1個）→ エネルギー91kcal、タンパク質7・4g

このように、ごはんやパンにも、けっこうな量のタンパク質が含まれています。

主食となるごはんや麺、パンからのタンパク質の摂取量が減れば、そのぶんのタンパク質を、肉や魚といった動物性タンパク質で摂取できるようになります。肉や魚が多く摂れるというわけです。

食事自体にも変化がつき、日々の食卓も彩りがあるものとなるでしょう。

つまり、**タンパク質が意外に多い主食類を特殊食品に置き換えることで、必須アミノ酸を多く含む食品を増やすことができる**のです。

ただし、主食（ごはん、パン）を低タンパク特殊食品に置き換えると、多少費用がかかることは事実です。

とはいえ、食費が倍になるわけではありません（主食代が30％増になるという試算もあります）。自分の体を守り、健康をキープするための必要な投資とお考えいただきたいと思います。

Q 果物を食べてはいけない？

A 病状が進行すると、カリウムやリンの摂取制限も必要になる場合があります。

果物にはカリウムが多く含まれているため、慢性腎臓病が悪化した患者さんは、果物を控えたほうがよいのです。

特に、バナナ、メロン、キウイフルーツや、いよかん、はっさくなどの柑橘《かんきつ》類には、カリウムが多いので注意が必要です。

１００%果汁のジュースや、ドライフルーツなどの果物加工品も、カリウムが多いので控えてください。

カリウム制限のある人は、「カリウムを減らす工夫」も必要になるでしょう。

例えば、野菜類は調理の際にゆでこぼしたり、水にさらしたりします。カリウムは細胞の中に存在し、水や湯に溶けるので、**野菜などは小さく切って「ゆでこぼし」や「流水にさらす」処理を行うと、カリウム量は調理前の1／5〜1／2に減らすことができます。**

一方のリンも、主に食事から体内にとり込まれますが、腎機能が低下すると尿での排出が難しくなります。体内にたまると高リン血症を引き起こし、骨折しやすくなったり、血管壁の石灰化により心血管疾患《しんけつかんしっかん》を合併しやすくなったりします。

そのため、慢性腎臓病の患者さんは、食事療法（リンの多いレバー、小魚、卵黄、乳製品、練り製品などを避ける）や、リン吸着薬の服用により、リンの値を基準値内にコントロールすることが必要です。

Q アルコールはやめたほうがいい？

A 飲みすぎはいけませんが、アルコールはあまり腎臓に影響を及ぼさないとされています。**適量であれば問題ないでしょう。**

慢性腎臓病になると、食事制限など、ガマンしなければならないことが増えます。そのため、お酒で多少なりとも息抜きできるなら、食事療法を続けていくうえでも、それは決して悪いことではありません。

食事の楽しみが少なくなったと感じる場合、もしアルコールが好きなかたなら、適量のお酒を飲んでストレスを解消しましょう。

ちなみに、アルコールの適量というのは、アルコール換算で20g程度です。次の量を目安に考えてください。

- ビール……５００㎖缶１本（５４３㎖）
- 日本酒……１合弱（１５９㎖）

・ワイン……グラス２杯（２１６㎖）
・ウイスキー……ダブル１杯（63㎖）
・焼酎……グラス半分（１００㎖）

適量のアルコールは血流を促し、健康維持に役立ちます。食前酒として飲めば、食欲増進の効果も期待できるでしょう。

「適量のアルコール摂取は腎機能によい働きかけをする」という研究結果も報告されています。

また、アルコールをまったく飲まない人と比較して、「1週間あたりのアルコール摂取日が多い人ほど腎機能がいい」という報告や、「少量から中等量のアルコール摂取は、腎臓に対して保護的に働く可能性がある」という報告も出されています。

一方で、1日4杯以上のアルコールを摂取すると、慢性腎臓病を発症する可能性が高くなるという結果も出ているので、やはり飲みすぎは禁物です。

（以上、日本腎臓学会『エビデンスに基づくＣＫＤ診療ガイドライン２０１３』による。文献12）

「休肝日」を少なくとも週に2日は作りましょう。毎日飲み続けることは、腎臓にも害となります。

Q 水分も制限が必要？

A 水分制限が必要なかたと、そうでないかたがいます。

ステージ1〜3までは、原則として、水分制限は必要ありません。水分制限の必要のないかたの場合は、特に夏場の脱水に注意が必要です。

脱水状態になると、体を流れる血液が減り、腎臓への血流量も一時的に減少します。それが、腎臓にとって大きな負担となります。そのため、脱水の起こりやすい夏場は、こまめに水分を補給しましょう。

一方、**ステージ4以降になると、水分管理に注意が必要になります。**とはいえステージ4以降でも、尿がじゅうぶんに出ている間は問題ありません。

そのまま腎機能が低下していくと、水分調整がうまくできなくなり、尿の量が減ってきます。その状態で水分を過剰にとると、むくみや、肺に水がたまる肺水腫《はいすいしゅ》を起こすおそれがあります。

水がたまりやすい人は、次のような特徴があります。

- 塩分摂取が多い人
- 尿タンパクが1日3g以上出ている人
- なんらかの原因で血清《けっせい》アルブミン値（血液中のタンパク質の一種で、栄養状態の重要な指標）が3・2g／dℓ以下の人
- 立ち仕事が多い人

また、水がたまりやすい人の特徴として、体重の増減が目立つことがあります。

朝の体重を毎日測っていくと、急に1kg以上も体重が増えているときは、体に水がたまっている可能性が考えられます。

水分制限が必要になるので、担当医の指示に従って水分を調節しましょう。

なお、人工透析（腎臓の機能を人工的に代替する治療）に入ったら、厳格な水分制限が必要になります。

透析を行った直後の体の水分量は、体重の約60％です。このときの体重を「ドライウェイト」といいます。次の透析までの間が中1日なら体重増が3％、中2日なら5％以内になるように、水分量を調節します。

Q 禁煙しないとダメですか？

A 禁煙してください！

喫煙は、慢性腎臓病の危険因子です。また、心臓病、脳卒中《のうそっちゅう》、がんなど、多くの重大な病気の危険因子でもあります。

タバコの煙には、4700種類の化学物質が含まれ、70種類の発がん性物質も含有されています。

タバコに含まれる成分は血液中を循環し、血管を傷めます。血管の集合体である腎臓も、その悪影響を受けることはいうまでもありません。

喫煙は、慢性腎臓病の患者さんのタンパク尿を増加させ、腎機能障害の進行を促します。**1日20本の喫煙者が末期腎不全《じんふぜん》に至るリスクは、非喫煙者の2倍以上**と結論されています。

病気を進行させないためにも、ぜひ禁煙を実行してください。難しい場合は、禁煙外来を訪ねるのも1つの方法でしょう。

Q 入浴時に注意することは？

A 入浴による急激な温度変化と、それに伴う血圧変化によって、重大な心血管疾患が起こるおそれもあります。そこで、そうしたリスクを減らす配慮が必要です。

入浴は、できれば食事の前に済ませましょう。そして、脱水を避けるため、**入浴前にコップ1～2杯の水を飲んでおきます。**

心臓に遠い部分から、かけ湯をした後で湯船に入ることも、心臓への負担を減らします。

なお、熱い湯に首までしっかり浸かると、血圧が上昇し、心臓への負担が大きくなります。**ぬるめの湯に、胸から上を出して、ゆっくり入りましょう。**

入浴後は、湯冷めしないように、寒暖の差に注意します。特に寒い時期には、浴室や脱衣所を温かく保ってください。

また、**質のよい睡眠をとる**ことも重要です。

睡眠不足や質の悪い睡眠は、腎臓に負担をかけることになります。また、睡眠不足の人は、慢性腎臓病になりやすいという報告もあります。

睡眠が深くなると、自律神経《じりつしんけい》（意志とは無関係に内臓や血管をコントロールしている神経）のうち、リラックスしているときに働く副交感神経《ふくこうかんしんけい》が優位になり、血圧が下がります。

高血圧が危険因子となっている慢性腎臓病の場合、血圧が下がる時間をできるだけ長くキープすることで、それだけ腎臓をいたわることにつながります。

早寝早起きを心がけ、規則正しい生活習慣を心がけましょう。

Q 薬で腎機能が低下することもあるって本当？

A 薬が腎機能の低下を引き起こすことがあるのは事実です。こうした薬物によって起こる障害を、「薬剤性腎障害」といいます。

特に注意したいのが、**「非ステロイド系抗炎症薬（NSAIDs）」**です。

これは、体内で炎症などを引き起こす物質であるプロスタグランジンの生成を抑制し、炎症や痛みなどを抑え、熱を下げる薬です。

しかし、プロスタグランジンの生成が抑えられると、腎臓への血液の流れが悪くなり、腎機能が低下し、急性腎不全を起こすおそれがあるのです。

問題なのは、非ステロイド系抗炎症薬を痛み止めや頭痛薬として、長期間常用しているかたが多いという点です。

一例として、市販薬としても販売されているアスピリン（バファリンなど）やロキソプロフェン（ロキソニンなど）が挙げられます。

こうした薬剤を習慣的に飲んでいるかたは、知らず知らずの間に、腎機能が悪くなっている可能性があります。

特に、糖尿病や高血圧を合併しているかたは、腎機能が悪化するリスクが高くなるので、より注意が必要です。

薬剤性腎障害が疑われる場合には、その薬剤の服用をただちに中断する必要があります。そして抗生物質も、種類によっては、アレルギー性の腎炎などを引き起こすことがあるので注意しましょう。

なお、慢性腎臓病以外の病気や大きなケガをしないようにすることも重要です。例えばインフルエンザは、慢性腎臓病を大きく進行させることがあるので、慢性腎臓病の患者さんには予防接種を受けることをお勧めします。

また、慢性腎臓病の患者（66歳以上）は肺炎の罹患《りかん》率が高いという統計もあるので、高齢の患者さんは、肺炎球菌ワクチンの接種も受けたほうがよいと思います。

Q 他科受診するときの注意点は？

A クリニックや病院に初診でかかる際は、「自分は慢性腎臓病と診断されている」ということを必ず伝えましょう。

そうしないと、あなたの診察を担当する医師が、**事情を知らずにリスクのある薬を処方する**かもしれません。

かかりつけ医や腎臓専門医を受診したときに、自分の血液や尿検査の結果をもらっておき、他の医療機関を受診する際に提出すると、こうした危険を減らすことができます。

また、ほかの病気で、CT（コンピュータ断層撮影）を撮る際、撮影用の造影剤が**腎臓に影響する**こともあります。

造影剤を使用した各種画像検査は、診断や治療に有用ですが、腎臓への血流障害や尿細管障害により、腎機能に悪影響を及ぼすことがあるのです。

高齢者や糖尿病、脂質異常症のあるかた、すでに腎機能が低下しているかたの場合は、特に注意が必要です。

また、検査や治療の間隔、造影剤の量なども影響します。かかりつけ医やあなたの腎臓の担当医と、別の疾病の担当医とに、それぞれ状況を話して相談しましょう。同じ病院内であれば、担当医同士でコミュニケーションを取ってもらうといいでしょう。

Q 透析になってしまったら？

A 透析にならないために努力してきたにもかかわらず、透析になってしまった場合は、ショックだと思います。そのお気持ちはよくわかります。

しかし、透析治療は生きていくために必要な手段です。透析に移行することが決まったら、そこでうまく気持ちを切り替えてほしいのです。元気に、前向きに生きていくために大切なことです。

人工透析になってからも、健常人と変わらないような元気な生活を続けるかたをたくさん見てきました。その一方で、どんどん弱って、車椅子から立ち上がれなくなるかたもいるのです。

その違いはいったい、どこから生じているのでしょうか。

その違いを産み出すものの代表として、「東北大学式・腎臓リハビリテーション」があります。

元気に生きていくための手段として、そして透析を大いに活用するために、腎臓リハビリテーションが果たす役割は非常に大きいと感じています。

腎臓リハビリテーションは、気持ちの切り替えも助けてくれます。

体を動かすことで、気持ちをリフレッシュできると同時に、筋力や体力の衰えを予防することが可能です。

腎臓リハビリテーションを続けることで、体力に自信がついてくると、さらにやれることが増えてくるはずです。

例えば、仕事をしているかたは、無理のない範囲内で仕事を続けるのもいいでしょう。新たな趣味を始めたり、人と交流する場を持ったりすることも大事です。やりたいことがあったら、透析をしているからと諦めずに、チャレンジしましょう。じゅうぶんな準備をしておけば、透析を続けながら海外旅行をすることも可能なのです。

もちろん、仕事や趣味で新しいことを始めるときは、どの程度の活動をしてもよいか、担当医とよく相談して決めてください。

次の最終章では、腎臓リハビリテーションによって、腎機能を回復させた患者さんの体験談をご紹介しましょう。きっと、皆さんの励みになると思います。

第5章

腎臓リハビリテーションを実践した人の声

体験談◎1

腎機能が回復し12kgの減量に成功！
血圧も正常化

藤田《ふじた》一義《かずよし》さん（仮名）69歳　無職

私は57歳のときに、脳梗塞《のうこうそく》（脳の血管が詰まる病気）で倒れました。医師からは、長年の高血圧も関係しているといわれました。

私は20代の頃から血圧が高く、寒さが厳しくなる冬場は、最大血圧が２００㎜Hg、最小血圧が１００㎜Hgを超えることも珍しくありませんでした（高血圧は最大血圧が１４０㎜Hg以上、または最小血圧が90㎜Hg以上）。冬以外でも、１６０～１８０㎜Hgくらいあるのが普通でした。

しかし、頭痛などの自覚症状はまったくなかったため、それほど重大にはとらえていなかったのです。

降圧剤を処方されていましたが、きちんと飲んでいませんでした。薬をきちんと飲み始めたのは、40代に入ってからです。

おそらく、こうしたルーズな対応をしている間に、動脈硬化（血管が硬くなった状態）が進んだのでしょう。脳梗塞の発症時には、脂質異常症などもありましたから、いろいろな悪条件が重なって、脳梗塞になったのだと思います。

脳梗塞の治療中に、各種の検査が行われます。この検査でわかったのが、腎機能の低下でした。

ｅＧＦＲ（推算糸球体《しきゅうたい》ろ過量）という慢性腎臓病の重症度を測る指標があります。それが、50㎖／分／１・73㎡台でした。この値が、60未満45以上だとステージ３ａに該当し、軽度～中等度まで腎機能が低下していることになるそうです。

このまま腎機能が低下していけば、人工透析（腎臓の機能を人工的に代替する治療）をしなければならないかもしれない、とのことでした。

それ以降、腎機能をこれ以上に低下させないための治療が始まりました。薬を飲み、食事に気をつかうほかに、私の治療の１つの柱となっているのが運動療法です。

私の場合、脳梗塞によって左半身にマヒが残ったので、そのリハビリも兼ねて始めたのが、「東北大学式・腎臓リハビリテーション」でした。

なかでも、私が最も熱心に取り組んでいるのが、「腎臓リハビリ運動」にあたるウオーキングです。私は、毎日2万5000歩程度を歩くようにしています。午前に2時間半、午後に1時間半くらいかけて歩きます。近くの森林公園の1周3㎞のコースを周回しますが、飽きると街のほうへ出かけることもあります。左半身のマヒによって、どうしても左足をひきずって歩くことになります。そのため、1カ月に1足ずつ、ウオーキングシューズを履きつぶしているほどです。

もちろん、雨天の日も歩きます。これだけ毎日歩いていると、雨だからといって歩かずにいると、体がウズウズしてくるのです。

ウオーキング以外では、自宅でテレビを見ながら「腎臓リハビリ筋トレ」をしています。

脳梗塞で倒れて以来、12年になりますが、こうして運動を続けてきたおかげで、腎機能はそれ以上悪化することなく過ごせています。eGFRの数値も60㎖/分/1・73㎡くらいになり、一応、基準値の範囲内まで回復したのです。

担当医からも、「この状態をキープできていれば、透析の必要はありませんね」といわれています。

脳梗塞で倒れる前、50代になってからは、体にむくみを感じることがありました。

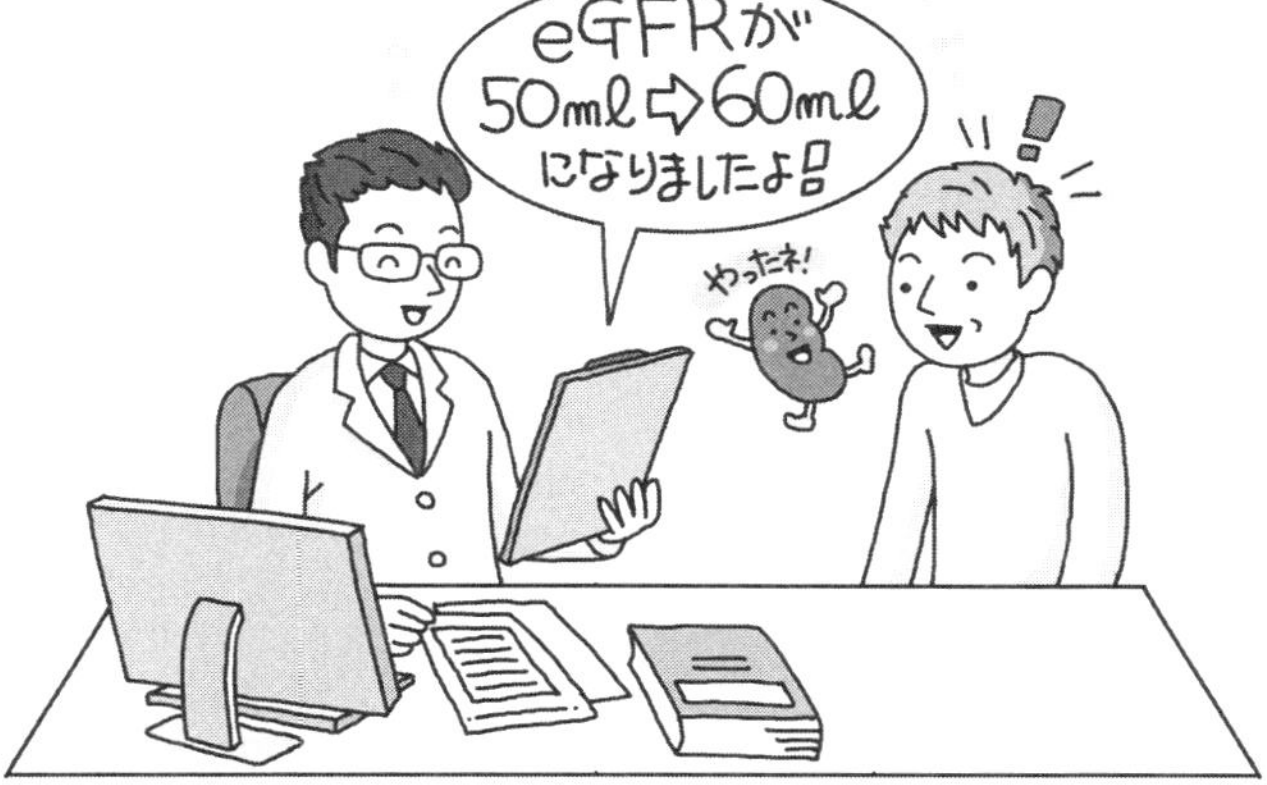

eＧＦＲの数値が基準値まで回復！

おそらく、その頃から気づかぬ間に、腎機能が低下していたのでしょう。

それが最近では、むくみを感じることがなくなっていますから、その点からも、腎機能の状態が以前よりよくなっているといえるかもしれません。

また、脳梗塞で入院生活だったため、マヒした左足は特に細くなっていましたが、腎臓リハビリテーションを続けることで、細くなった足に筋肉がついてきました。

マヒ自体は治っていませんが、調子のよいときには、ふと気づくと、いつもひきずっているはずの左足で普通に歩いていて驚くこともあります。

ウオーキングは、体重をキープするのに

も有用です。倒れる前に80㎏くらいあった体重（身長１６８㎝）が、現在は68～69㎏になりました。

現在の体重が「理想体重」と感じているのですが、この体重を維持するのにも、腎臓リハビリテーションが役立っていると思います。

また、血圧についても、うれしい変化がありました。

以前は、降圧剤をきちんと飲んでいても、最大血圧が１６０㎜Hg台でした。やっと下がったときで、１４０㎜Hg台。最小血圧も90㎜Hg台でした。

それが、きちんと腎臓リハビリテーションを始めてからは、薬がよく効くようになってきました。今では、最大血圧が１２０㎜Hg台、最小血圧が60㎜Hg台で、血圧もよい状態でコントロールできています。腎臓のためにもいいことでしょう。

今後も、腎臓リハビリテーションを続けて、全身をできるだけよい状態にキープしたいです。それが、腎機能を守るために最もよい方法と感じています。

著者のコメント

慢性腎臓病の患者さんのうち、人工透析に至る前の段階を「保存期」といいます。

保存期の患者さんは、透析に移行しないことが最大の目標となります。

その点、藤田さんの努力が実りつつあるといってよいでしょう。

脳梗塞の後遺症で、歩くのに不自由があるにもかかわらず、「腎臓リハビリ運動」として、毎日2万5000歩も歩いていることは称賛に値します。

毎日歩くことで、脳梗塞の再発予防、腎機能の低下予防、肥満の予防という3つの目標を達成していることになります。

ただし、雨の日や酷暑の日などは、無理に歩かなくてもよいでしょう。転倒や熱中症のおそれもあるからです。お近くに、大きめの地下街やショッピングセンターなどがあれば、そうした安全な場所を歩くのも1つの方法でしょう。

ちなみに、「4時間は歩きすぎでは？」と思うかたがいるかもしれません。

しかし、慢性腎臓病の患者さんに勧められないのは、運動強度の高い運動です。つまり、ゼーゼーと息切れするような強度のジョギングなどはNGです。

藤田さんの場合、息切れするほどの運動強度であれば、4時間も歩けません。それはすなわち、運動強度が低めで、慢性腎臓病の患者さんにとっても問題のない運動であることを意味しています（上月正博）。

体験談◎2

尿タンパクが出なくなり透析への不安が消えた！

広瀬《ひろせ》やす子《こ》さん　71歳　無職

28歳のときでした。ある日突然、真っ赤な血尿が出たのです。

近所の医院で、特発性腎出血（原因不明の腎出血）と診断されました。1週間様子を見たのですが、血尿は続きました。

そこで、総合病院の腎臓内科に行き、膀胱鏡《ぼうこうきょう》検査（尿道から内視鏡を入れて膀胱の内部を観察する検査）を受けた結果、左腎からの出血とわかりました。

止血剤が処方されましたが、見てわかる血尿は、その後も1年くらい続きました。血尿だけでなく、尿にタンパクが出ることもありました。

こうした経験がありましたから、腎臓の働きに注意するようになり、その後も定期的に検査も受けていました。

医師の勧めで、腎生検《じんせいけん》（腎臓の組織の一部を取り出し、顕微鏡で観察する検査）を受けたのが、40歳頃のことです。

結果は、慢性腎炎との診断でした。それ以降は、血流をよくするための薬が処方されました。

高血圧や糖尿病があると、腎臓によくない影響があると聞いていましたが、私の場合、その心配はいりません。

私はふだんから、血圧が低すぎるくらいです。最大血圧が１００㎜Hg、最小血圧が、低いときには45㎜Hgまで下がることもあります（高血圧は最大血圧が１４０㎜Hg以上、または最小血圧が90㎜Hg以上）。血糖値も問題ありません。

日常生活で注意してきたのは、食事の際に塩分を控えめにすることです。

運動については、日頃、車になるべく頼らず、よく歩くことを心がけてきました。「東北大学式・腎臓リハビリテーション」でも、ウオーキングをメインとした「腎臓リハビリ運動」が有効な１つの方法として勧められています。

体力づくりのために「水泳もやってみよう」と、水泳教室に通った時期もありましたが、「体が冷えるのはよくないから、30分以上は続けて泳がないように」とのアドバイスがあったので、水泳教室はすぐにやめてしまいました。

私は若い頃から登山が好きで、子育てが一段落したら、また山登りを再開したいと思っていました。そこで、担当の先生に登山についても確認したところ、「ひどく疲弊しない程度ならいいでしょう」とのこと。

そうして私は、腎臓病の治療を続けながら、仕事の合間に山歩きをするようになりました。

仕事を退職した今日まで、山歩きを続けてこられた理由の1つとして、明確な目標があったことがあげられます。

それが、「深田久弥《ふかだきゅうや》さん（作家兼登山家。代表作は『日本百名山』）の百名山のすべてに登ること」でした。そのため、月1〜2回は登山に出かけてきました。69歳のとき、私にとって百番目の山である、南アルプスの聖岳《ひじりだけ》（３０１３ｍ）に登り、目標を達成しました。

最近はさすがに、1日に10時間も歩き続けなければならないような山には登りませんが、5時間くらいで登・下山できる山を歩いています。

登山を続けてきたおかげか、ふだんの歩き方も、同年代の人と比べると速いほうだと思います。知人に「今も山登りしている」というと、「まぁ、お元気ね！」と驚か

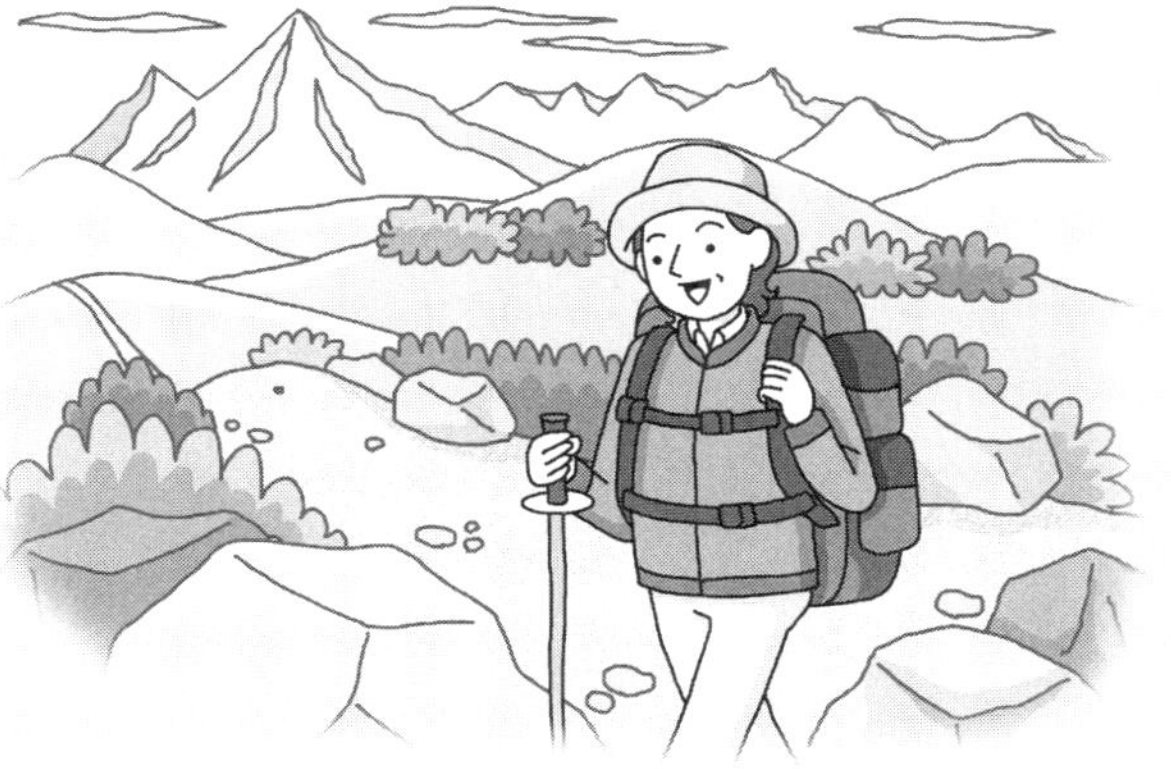

タンパク尿や血尿が出なくなり、趣味の登山を満喫！

れます。

気になっていたタンパク尿や血尿も、しばらく前から出なくなり、今では「－」か「±」で安定しています。

担当の先生のお話によれば、私の腎機能は、ｅＧＦＲ（推算糸《し》球《きゅう》体《たい》ろ過量）が57mℓ／分／１・73㎡。ステージ３ａにあたるそうです。

腎機能は多少低いものの、機能低下もなく現状維持ができており、先生からも「このままでいきましょう」といわれています。

腎臓が悪いと聞かされてからは、このまま腎機能が低下していき、「いつかは透析をしなければならないのか……」という不安が心のどこかにありました。

でも、腎臓の状態が悪化せず、タンパク尿も出ない、落ち着いた状態が長らく続いています。体調も悪くありません。

70歳を過ぎても山を歩くことができ、普通に生活ができるのですから、本当にありがたいことだと思います。

体の負担にならない程度に、これからも腎臓リハビリ運動として、山登りは続けていきたいと考えています。

著者のコメント

広瀬さんは、慢性腎炎と診断されてから、腎機能を低下させる危険因子である、過剰な塩分摂取、高血圧、糖尿病、運動不足を避ける日常生活をきちんと送ってきました。

そのおかげで、腎機能の低下が一定以上進まずに、現在に至っています。これは、患者さんの自己管理という意味で、本当にご立派だと思います。

登山をはじめとする「腎臓リハビリ運動」を続けられてきたからこそ、70歳を超えた現在も、5時間の山歩きが可能なのでしょう。

もはや、腎臓病を患っていない同年代のかたよりも体力があり、心身ともに若々しい状態であることがよくわかります。

腎臓リハビリテーションでいちばん難しいのは、続けるということです。

いくら健康にいいとわかっていても、習慣を変えるのは難しいものです。慢性腎臓病の患者さんにしても同じです。病気によいとわかっていても、続かないことが少なくありません。

広瀬さんの体験からは、腎臓リハビリテーションを長続きさせるためのヒントがいくつも見つかります。

広瀬さんは、決して無理をなさらずに、自分の好きな山歩きを続けてこられました。大好きな趣味の一環として楽しく続けてきたのです。それに、「百名山を制覇する」という目標を持っていたことも重要です。

つまり、運動を「好きになる」「趣味として行う」「楽しんで行う」「目標を持って行う」といったスタンスが、腎臓リハビリテーションの長続きの秘訣《ひけつ》といえそうです（上月正博）。

体験談◉3

糖尿病性腎症でも血糖値・血圧が基準値以下に降下！

木《き》村《むら》達《たつ》義《よし》さん　65歳　無職

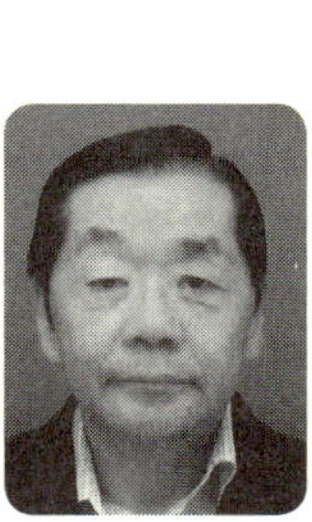

私は現在、人工透析（腎臓の機能を人工的に代替する治療）を受けています。患者としての経験上、透析になった患者さんは3つに分かれると感じています。

1つめが、透析を始めても、それ以前と変わらずに元気な状態をキープできるタイプです。

2つめが、透析を始めると、フラフラ・ヨロヨロしてくるタイプです。

3つめが、さらに状態が悪化し、車椅子に頼らなければならなくなるタイプです。

幸い私は、透析治療を開始して3年になりますが、現在も元気な状態をキープできています。その秘訣《ひけつ》が、「東北大学式・腎臓リハビリテーション」です。

私の腎臓が本格的に悪くなったのは、60代に入った頃でした。

ただし、それ以前から、「腎機能が低下しつつあるので、近い将来、透析になるリスクが高いですよ」と、担当医から予告されていました。

原因は糖尿病です。糖尿病が判明したのは、40代半ばのことです。

私は長年、暴飲暴食を続けてきました。仕事の関係で、アルコールを毎晩飲み、生活も不規則でした。その不摂生のツケが回ってきたのでしょう。

50代の頃の血糖値は、ヘモグロビンA1c（過去1～2カ月の血糖状態がわかる数値。糖尿病の基準値は6・5％以上）が7％台。血圧も高めで、最大血圧が160㎜Hg台、最小血圧が90㎜Hg台でした（高血圧は最大血圧が140㎜Hg以上、または最小血圧が90㎜Hg以上）。

月に1回は病院に通い、糖尿病の状態をチェックしていました。

しかし、病院に通いながらも、きちんと節制できていたわけではありませんでしたから、その間にも病気は進行し、糖尿病の影響で、腎臓がジリジリと悪くなっていたのでしょう。

その頃になると、いろいろな自覚症状が出ていました。大汗をかいたり、むくみが出たり、頭痛や吐き気がしたり、透析前にも2度ほど入院して治療を受けましたが、その後も、体調の悪い状態が続いていました。

そして、結局、「透析をするほかない」ということになりました。

透析の病院にはちょうどトレーニングルームがあり、専属のトレーナーの先生もいましたから、指導を受けて、無理のない範囲で腎臓リハビリテーションに取り組むようになりました。

私は、火、木、土曜日が透析の日ですが、透析する前にはトレーニングルームに寄って、体を動かす習慣になっています。

例えば、ウオーキングマシンやエアロバイクを、それぞれ10分ずつ行うようにしています。

また、病院以外でも、ウオーキングを毎日30分。自宅にも、ウオーキングマシンがあるので、歩き足りないと思えば、それを使って歩くこともあります。

毎日30分のウオーキングは、ちょっと気が乗ると、1時間半も歩いてしまうことがあるほどです。

そのほかに、「腎臓リハビリ筋トレ」も行います。

当然ながら、腎臓によい食事にも配慮しています。それらのおかげで、体がいい状態に保たれているのだと思います。

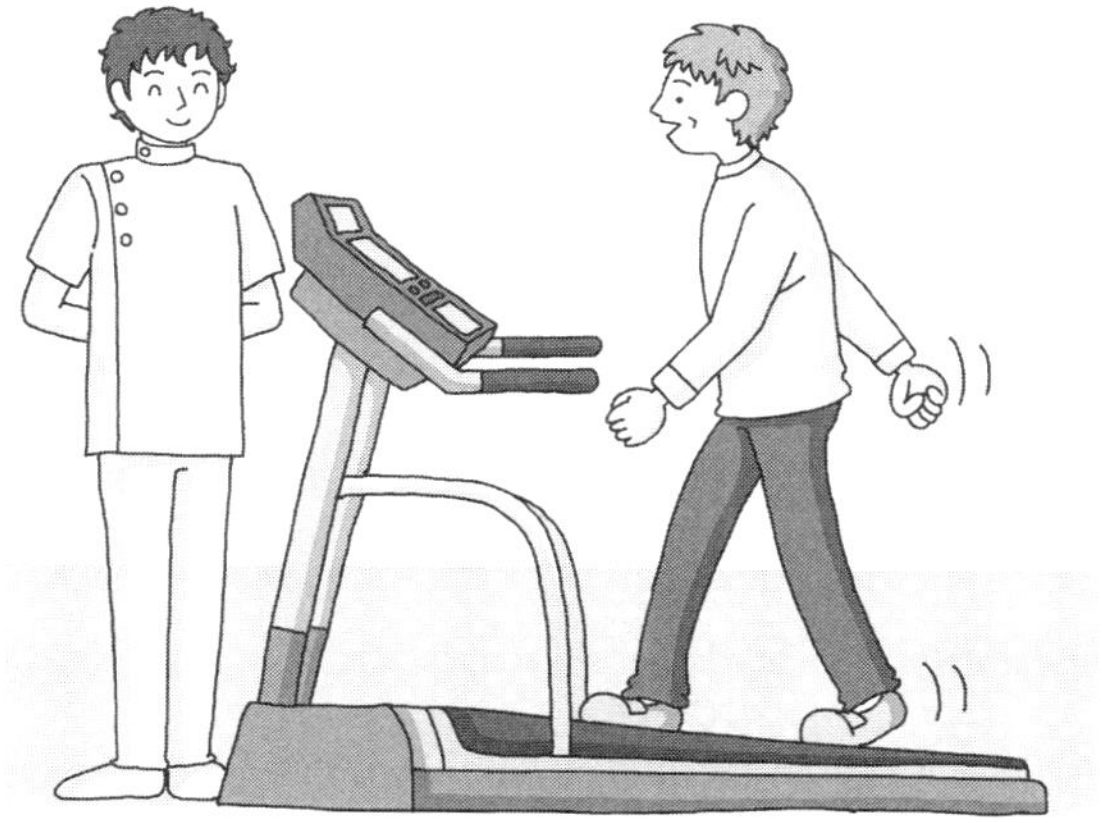

腎臓リハビリのおかげでヘモグロビンA1cも降下！

実際、腎機能についても、担当の先生から、「数値はいいですよ」と毎回いわれています。

ヘモグロビンA1cも、今では5・5％と基準値内で落ち着いています。血圧についても、最大血圧が120〜130㎜Hgあたり、最小血圧が70㎜Hg台で安定するようになりました。心臓にも問題なしといわれています。

また、腎臓が悪いと、吐き気がしたり、食欲不振、むくみなど、症状がいろいろと出てきます。実際、透析を始める前はさまざまな症状に悩まされましたが、腎臓リハビリテーションを始めてからは、自覚症状もかなり改善しています。

運動しているからでしょうか、食欲が出てきたため、体重は5kgほど増えました。現在の体重は66kg（身長は169cm）。もちろん、太りすぎてはいけませんが、これが私のベスト体重だと感じています。

冒頭にお話しした「3つのタイプ」の分かれ道となるのが、腎臓リハビリテーションを行うかどうか、ではないでしょうか。

透析を始めると、どうしても運動不足になり、足腰が弱ってくる人が少なくありません。そのうち、足腰が立たなくなり、車椅子になってしまうのです。

その一方、私の知り合いで腎臓リハビリテーションをしている人には、透析をしながら山登りをする人もいます。運動をしているか、していないかで、大きな差が出てくるということを実感しています。

私自身、今後もがんばって、腎臓リハビリテーションを続けたいと思います。

著者のコメント

糖尿病は、ほとんど治療せず、生活改善をおろそかにしていると、10年ほどで透析に移行するケースが少なくありません。

そして、一定以上に腎機能が悪化すると、食事療法でヘモグロビンA1cを下げたとしても、腎機能を改善させるのは難しくなります。

そんなとき、どうしたらよいでしょうか。

腎機能が低下するスピードを遅くする方法は、2つあるといわれてきました。それが、血圧のコントロールと低タンパク食です。

最近、さらにもう1つ、有用な方法があることがわかりました。それが、運動習慣をつけることなのです。

さまざまな理由から、腎臓病の人は筋力が落ちてくるといわれています。しかし、腎臓リハビリテーションをすることによって、筋力がしっかりと戻ってくるのです。

「自分はもうダメ」とあきらめないでください。木村さんのように、腎臓リハビリテーションを始めると、精神的にもリフレッシュします。

腎臓リハビリテーションを始めることで、気持ちの持ちようや考え方が明るく前向きに変わっていく人を、私はたくさん見てきました。

そうして糖尿病がよくなると、腎機能も改善が期待できます。

ぜひ、腎臓リハビリテーションを毎日の習慣にしてください（上月正博）。

体験談◉4

透析を始めて25年でも自転車通院するほど元気

赤間秀夫《あかまひでお》さん　70歳　無職

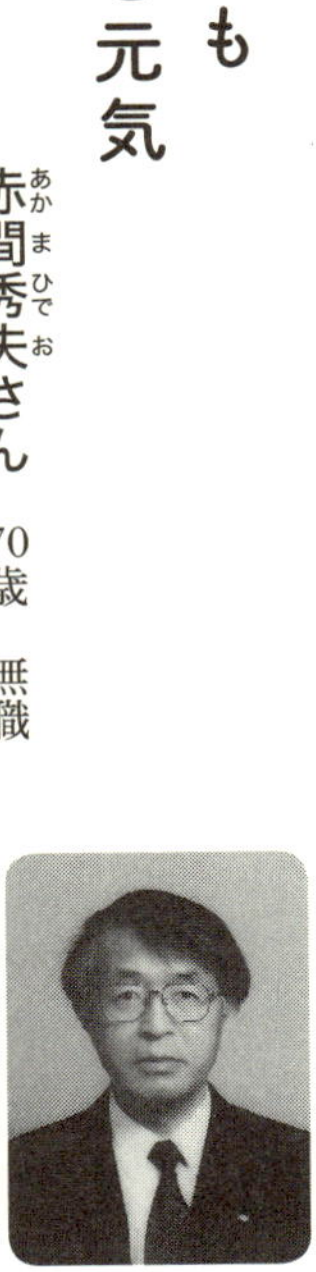

30代後半に受けた人間ドックで、自分が思いもよらない病気にかかっていることがわかりました。それが、「多発性嚢胞腎《のうほうじん》」という疾患《しっかん》でした。

これは遺伝性の病気で、30〜40代くらいまではほとんど無症状ですが、その後、しだいに腎機能が低下し、70代くらいまでには半数が人工透析（腎臓の機能を人工的に代替する治療）を受けなければならなくなるという難病でした。

根本的な治療法はないため、「近い将来、透析することになるでしょう」と、担当医から予告されたのです。

そして、その予告が現実のものになったのが、40代半ばのことでした。

透析の種類は大きく分けると、人工透析（血液透析）と、腹膜透析があります。

人工透析は、週に3回程度通院して、機械に血液を通し、血液中の老廃物や不要な水分を除去し、血液をきれいにする方法です。

腹膜透析は、おなかの中に透析液を入れ、自分の腹膜を利用して血液をきれいにします。腹膜透析の場合、自分で透析液を交換するので、通院回数は月に1～2回と少なくなります。

私は最初、腹膜透析を選択して7年半くらい続けましたが、しだいに状態が悪化し、結局、人工透析に切り替えました。

私が真剣に「東北大学式・腎臓リハビリテーション」に取り組むようになったのは、60代になってからのことです。

転院した川平内科《かわだいら》（84ページ参照）で、腎臓リハビリテーションを行うトレーニングルーム（機能訓練室）が新設されることになりました。それをきっかけに運動療法を始めることにしたのです。

私はどちらかというと、運動が好きではありません。ですから、腎臓リハビリテーションがよいといわれても、なかなか続けられませんでした。

運動器具を自宅にも買いそろえてはいましたが、すぐに飽きてしまって三日坊主というのが、運動を始める前の現状でした。

しかし、定期的に通院している病院に腎臓リハビリテーションのできる施設があるなら、よい運動習慣が身につくのではないかと考えて始めたのです。

結果は、私のもくろみどおりになりました。

私は現在、月、水、金曜日の週3日、6時間の透析を行っています。病院に行くと、まずトレーニングルームに直行します。

ウオーキングマシンとエアロバイクをそれぞれ、10～15分くらい。理想としては合計で30分くらいやりたいのですが、やはり飽きてしまって、トータルで20分くらい行うことが多いと思います。

病院のトレーニングルームで体を動かしていると、そこでいっしょに腎臓リハビリをしている人たちと知り合いになり、親しく話すようになります。励まし合う効果が生じますし、私にはそれがいい動機づけになっています。

ここには、寝たままペダルこぎ運動ができるマシン（エルゴメータ）もあります。私は透析の最中に、これを1時間ほど行います。

「腎臓リハビリ筋トレ」は毎日というわけにはいきませんが、できるときにスクワットなどをやっています。

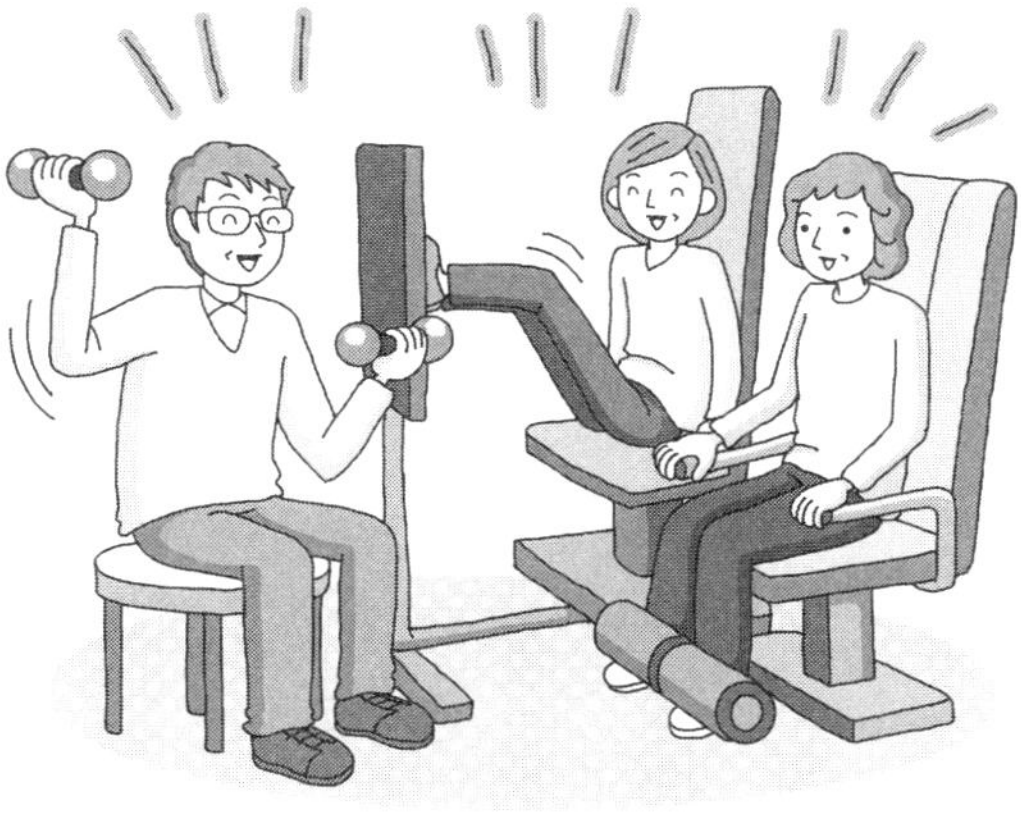

透析の孤独感が解消！ 仲間との交流が活力源に！

腎臓リハビリテーションは、確かにいい影響をもたらしてくれています。

私は透析を始めて25年になりますが、長年透析を続けている人たちの中では、活力が保たれているほうだと思います。

会社を退職する前は、透析後も仕事に行っていました。今でも、透析の日はできるだけ自転車で通院しています。

私自身、腹膜透析をしていた期間の終わり頃（50代前半頃）は体調が悪く、つらい状態が続いていました。その時期に比べると、現在ははるかに元気です。

血圧はやや高く、最大血圧が１４０～１５０㎜Hg、最小血圧が80～90㎜Hgあたりで推移しています（高血圧は最大血圧が

１４０㎜Hg以上、または最小血圧が90㎜Hg以上）。降圧剤は、仕事をしているときは５錠飲んでいましたが、現在は３錠まで減っています。

透析の患者さんの中には、運動をしたがらない人も少なくありません。そういう人が弱っていくのを私は見ていますから、腎臓リハビリテーションの重要性は、日々感じています。

透析というのは、いわば孤独な治療です。

多くの人は４〜５時間、テレビを静かに見たり、寝たりしています。隣のベッドの人と会話がはずむ、という雰囲気でもありません。

患者同士は孤独であることが多いといっていいでしょう。特に男性患者は、壁を作りたがるところがあって、より孤独になりがちです。

しかし、リハビリルームで運動をしていると、会話する機会が増えますし、人間関係が自然と深まります。おばちゃんたちとにぎやかに話をしていると、孤独感が解消できるうえに、リラックスして気分転換にもなります。

しかも、それが腎臓リハビリテーションを続ける動機づけにもつながるのですから、非常にいい循環になっていると思います。

著者のコメント

透析治療を始めたからといって、元気に生きられないということはありません。そのお手本のようなかたが、赤間さんということになるでしょう。

透析日は、病院に自転車で通っているとのことですが、透析治療後は疲れたり、ふらついたりするかたもいるので、全員には自転車は勧められません。

いいかえれば、赤間さんが透析を長年続けても、なお、元気さをキープできているからこそ、自転車にも乗れるということでしょう。

腎臓リハビリテーションを続けることで、降圧剤の量を減らすことが可能になるケースも少なくありません。

このように、腎臓リハビリテーションの効果は非常に大きいからこそ、保存期の患者さんだけでなく、透析期の患者さんたちにもお勧めしたいのです。

なお、赤間さんが最初に試された腹膜透析にも長所はありますが、残念ながら、感染症などの問題が起こりやすく、現在では約9割の人が血液透析を行っています（上月正博）。

おわりに

私が医学部を卒業し、研修医となって初めて赴いたのは、福島県の病院でした。

その病院では、心臓病の患者さんへの「心臓リハビリテーション」が盛んに行われており、私は心臓リハビリテーションがもたらす健康効果や、その医療の可能性を実地で学ぶことができました。

その病院では、心臓をいたわりつつ、心臓の機能の状態をよくするため、リハビリテーションという手法が日々試され、かつ、成果が上げられていたのです。

駆け出しの医師としてその場に加わった私は、このリハビリテーションという医療の一分野が、総合医学として非常に魅力的なものだと感じました。

医学者には、いろいろな道があります。

例えば、研究者として毎日、顕微鏡をのぞき込んで病気の謎を解き明かすといったコースもあれば、臨床医として患者さんとともに病気と闘う道もあります。

研修医として出向いた最初の病院での体験は、私がリハビリテーションという総合医学の分野へ足を踏み入れるきっかけとなりました。

病気になることは必ずしも不幸だと、決めつけることはできません。病気になって初めて、私たちは健康であることの大切さ、家族や友人の温かさにようやく気づくことができます。

こうして、自分たちの最も大切なものに気づいた人たちをフォローし、「二度と病院に来ないように手助けする」のがリハビリテーションだと、私は信じています。


歩けなかった人が歩けるようになる。

できなかった家事がこなせるようになる。

休んでいた職場に復帰できるようになる。

自立し、その人がその人らしく生きる権利を取り戻す。


それらを手助けするのが、リハビリテーションの仕事です。

リハビリテーション科では、患者さんも、そのご家族も、こうした共通の目標を持ちながら活動しているのです。

そのため、リハビリテーションの世界は感謝に満ちています。

患者さんのご家族は、献身的に支えるリハビリテーションの担当医やスタッフに感謝し、医師やスタッフもまた、リハビリテーションのチームに感謝し、仕事に対して感謝してくれる患者さんやご家族に感謝します。

私も、よくなった患者さんに感謝され、目の前で泣かれたときには、「医者冥利《みょうり》に尽きる」と心底感動することがあります。

このような感謝の連鎖が、リハビリテーションという現場を明るくし、それがまた同時に、実績の向上へもつながっていくと思うのです。


腎臓に関するリハビリテーションは、まだまだ若い分野です。始まったばかりといってもいいでしょう。

なにしろ、これまで慢性腎臓病は「安静第一」が治療でした。リハビリテーションなんて、とんでもなかったのです！

しかし、運動が慢性腎臓病の患者さんにもよい効果をもたらす可能性があると知ってから、私は20年以上にわたって、腎臓リハビリテーションの研究・研鑽《けんさん》を重ね、実験で多くの裏づけを取り、また、多くの人たちに知ってもらいたいと活動を続けてきました。

慢性腎臓病は、よくなる可能性が広がりつつあるとはいえ、いまだ難治性の病気であることには変わりがありません。

つらい状況に置かれている患者さんも、たくさんいらっしゃるでしょう。

だからこそ、患者さんの力になるに違いない、この「東北大学式・腎臓リハビリテーション」を多くのかたに知っていただきたいと願っています。

腎臓リハビリテーションを知り、実際にリハビリテーションを始めて、少しずつでも体の状態がよくなっていけば、それは、患者さんやそのご家族に、より明るい未来を届けることになります。

私たちが長年の歳月をかけて作り上げた、リハビリテーションのプログラムによって、そのお手伝いができると信じています。

いつだったか、人工透析のため病院にやってきた40代の男性の患者さんが、私に漏らした言葉が耳に残っています。

彼は、腎臓リハビリテーションをがんばって続けており、傍から見ても、効果が上がってきているように見えました。

私が、「がんばっていますね。ごくろうさま」というと、その男性は首を振って、「たいへんなんかじゃありません。私はここに、元気になりに来ているんです！」そういって笑って見せたのです。その朗らかな笑い声に、私はハッとなったものでした。

腎臓リハビリテーションには、人を活気づけ、朗らかにして、前向きに生きる力を引き出してくれるものなのだと、改めて気づかされたのです。

もちろん、それは人工透析の患者さんだけに当てはまるものではありません。

腎機能が低下してくると、不安や心配、迷いが生じて、心が揺れることも多いでしょう。

腎臓の状態がどんどん悪くなって、このままよくならないのではないか。

人工透析になってしまうのではないか。

仕事をちゃんと続けられるのだろうか。
もう元気に暮らすことはできないのではないか。
どんどん体が弱ってしまうのではないか。

「そんなことはない」ということは、最後まで本書を読んでくださった皆さんであれば、すでにお気づきでしょう。

本書の出版にあたっては、マキノ出版の河村伸治さん、速水千秋さんにたいへんお世話になりました。この場を借りて厚くお礼申し上げます。

腎臓病への不安や心配をお持ちのすべてのかたに、本書を捧げたいと思います。

２０１８年12月　著者記す

腎臓リハビリテーション記録表

	日	日	日	日	日	日	日	日	日
	(　)	(　)	(　)	(　)	(　)	(　)	(　)	(　)	(　)

		(例)						
○月	日付	5日	日	日	日	日	日	
	曜日	(木)	( )	( )	( )	( )	( )	
朝の体重(kg)		60.2						
起床時の血圧(mmHg)	上	129						
	下	81						
心拍数(拍/分)		72						
腎臓リハビリ体操		○						
腎臓リハビリ運動		○						
1日の歩数(歩)		6680						
筋トレ①片足立ち		○						
筋トレ②スクワット		×						
筋トレ③お尻上げ		○						
筋トレ④ひざ胸突き		×						
寝る前の血圧(mmHg)	上	113						
	下	74						
その他(消費カロリー、夜の体重など)		1645 kcal						
今日のひとこと(体調、行動、よかったことなど)		大崎八幡にお参り。ウォーキング50分						

コピーをしてご使用ください。

参考文献

[1]社団法人日本透析医学会ホームページ
図説　わが国の慢性透析療法の現況.
Available from: URL: http://docs.jsdt.or.jp/overview/index.html
[2]呉学敏, 上月正博, 他：
慢性運動負荷が高血圧腎不全モデルラットの腎に及ぼす影響.
日腎会誌41: 35-42, 1999.
[3]Kohzuki M, et al：Renal-protective effects of chronic exercise and antihypertensive therapy in hypertensive rats with renal failure. J Hypertens 19: 1877-1882, 2001.
[4]上月正博：「安静」が危ない！ 1日で2歳も老化する！, さくら舎, 2015.
[5]Roshanravan B. Robinson-Cohen C, Patel KV, et al. Association between physical performance and all-cause mortality in CKD.
J Am Soc Nephrol 2013;24:822-830.
[6]Greenwood SA, Koufaki P, Mercer TH et al. Effect of exercise training on estimated GFR, vascular health, and cardiorespiratory fitness in patients with CKD: a pilot randomized controlled trial. Am J Kidney Dis.2015; 65:425-34.
[7]Chen IR, et al. Association of walking with survival and RRT among patients with CKD stages 3-5. Clin J Am Soc Nephrol 2014; 9:1183-1189.
[8]上月正博：腎臓リハビリテーション 第2版（上月正博編著），
医歯薬出版, 2018.
[9]厚生労働省ホームページ 平成30年度診療報酬改定について
http://www.mhlw.go.jp/stf/seisakunitsuite/bunya/0000188411.html
[10]日本糖尿病学会編：糖尿病治療ガイド2018-2019, 文光堂, 2018.
[11]日本腎臓リハビリテーション学会編：腎臓リハビリテーションガイドライン,
南江堂, 2018.
[12]日本腎臓学会編：エビデンスに基づくCKD診療ガイドライン2013,
東京医学社, 2013.

上月正博（こうづき・まさひろ）

1956年、山形県生まれ。81年、東北大学医学部を卒業。メルボルン大学内科招聘研究員、東北大学医学部附属病院助手、同講師を経て、2000年、東北大学大学院医学系研究科障害科学専攻内部障害学分野教授、02年、東北大学病院リハビリテーション部長（併任）、08年、同障害科学専攻長（併任）、10年、同先進統合腎臓科学教授（併任）。日本腎臓リハビリテーション学会理事長、アジアヒューマンサービス学会理事長、日本リハビリテーション医学会副理事長、日本心臓リハビリテーション学会理事、日本運動療法学会理事、東北大学医師会副会長などを歴任。医学博士。リハビリテーション科専門医、腎臓専門医、総合内科専門医、高血圧専門医。「腎臓リハビリテーション」という新たな概念を提唱し、腎疾患や透析医療に基づく身体的・精神的影響を軽減させる活動に力を入れている。メディアへの出演も多数。著書に『「安静」が危ない！ 1日で2歳も老化する！』（さくら社）などがある。

■ビタミン文庫
腎臓病は運動でよくなる！

2019年 1 月11日　第1刷発行
2021年 1 月 8 日　第11刷発行

著　者　上月正博
発行者　室橋一彦
発行所　株式会社マキノ出版
〒101-0062 東京都千代田区神田駿河台2-9-3F
電話 03-3233-7816
ホームページ https://www.makino-g.jp/
印刷・製本　図書印刷株式会社

ISBN978-4-8376-1334-3